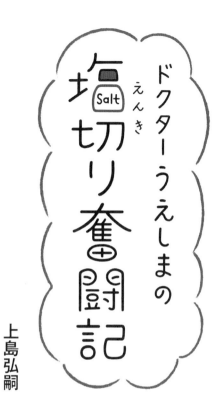

ドクターうえしまの塩切《えんき》り奮闘記

上島弘嗣

ライフサイエンス出版

はじめに

「あなたは私の診療所で、もっともたくさん降圧薬を処方している患者です」と、開業医の妻から叱責されたときは、さすがに、これは何とかしなければと思いました。さらに、国立循環器病センターの心臓外来の主治医からも、「もう少し減塩してください」と言われたのです。

私は若いときから血圧が高かったのですが、長年、高血圧と生活習慣の研究を専門としてきたので、減塩は心がけているつもりでした。しかしそれはまったく不十分だったようです。持病の心臓弁膜症の影響もあってか、夕方になると足のすねには浮腫（むくみ）が出るようになっていました。まずは、食事制限や運動などで、数年かけて体重を５kg減らしましたが、血圧への効果は十分ではありませんでした。そこで体重をさらに５kg減らすことを目標とし、併せて家庭では食塩を原則使わない食事を始めました。そして、２０２０年現在、６年が経過しました。

食塩と、食塩を含む調味料を原則的に使わない、食塩無添加料理、名付けて「塩（縁）切り料理」は、その効果は目覚ましいものでした。薬の量はもっとも多いときの3分の1以下となり、寒い冬でも血圧値は130㎜Hg前後に収まり、しばらくして浮腫も消えました。《もはや私は診療所一の不名誉な降圧薬服用者ではない！》主治医からも驚かれました。

塩（縁）切り料理を始める前は、食塩を一切使わない料理はおいしいものではなく、《悲惨だろうな》と思っていました。ところが、1ヵ月もしないうちに、《食塩無添加料理っておいしいな》《楽しいな》《今日はどんな料理になるかな》と、むしろワクワクしだし、3ヵ月もするとすっかり慣れてしまいました。また、以前はほとんど作ったことがなかった料理も、妻に教えてもらいながらも自分で作る習慣ができました。そのことを、国際高血圧学会の理事長を務められた荒川規矩男先生にお話しすると、「その記録を公表してください」と言われたのがきっかけとなり、日本高血圧協会のウェブサイト上で「ドクター上島の食塩無添加日記」を書き始めました。

今回、その日記に、塩分と高血圧、循環器疾患についての疫学研究の結果をご紹介する、「塩切りレクチャー」を追加し、一冊の本とすることにしました。この本はどの頁から読まれても結構です。減塩を必要とする人々に、少しでもお役に立つことを願っています。

上島　弘嗣

目次

第3章 妻と一緒に食塩無添加生活

第6章 思い出・出会い

第8章 〝塩切り〟レシピ編

本文を読む前に❶

☑ なぜ高血圧はよくないのか

高血圧により、循環器疾患や認知症をはじめ、さまざまな疾患の危険度が高くなることが分かっています。

➡ 詳しくは74ページのレクチャーをご覧ください

☑ なぜ高血圧の人は減塩が必要なのか

塩分を過剰に摂取すると、体液量が増えて血圧が上がります。とくに高血圧の人は塩分により血圧が上がりやすい傾向があります。高血圧の人は、減塩により血圧が下がることが知られています。

➡ 詳しくは60ページのレクチャーをご覧ください

☑ 24時間蓄尿検査とは

１日に排泄される尿をすべて溜めて、尿中の成分を測定する方法です。ナトリウム量を調べることにより、１日に摂取した塩分量を推定することができます。

☑ ナトリウム/カリウム比について

尿中のナトリウムとカリウムのモル濃度比を調べる方法です。日本人の平均値は3.0～4.0、食塩無添加生活を送る筆者は、1.0前後です。

➡ 詳しくは63ページのレクチャーをご覧ください

本文を読む前に❷

☑ 正常血圧の定義

日本高血圧学会の高血圧治療ガイドライン2019では、診察室での血圧値が、収縮期血圧（SBP）120 mmHg未満かつ拡張期血圧（DBP）80 mmHg未満、家庭での血圧が、SBP 115 mmHg未満かつDBP 75 mmHg未満と定義しています。一般的に、家ではリラックスしているので、血圧は低めの値となります。

☑ 塩分摂取量の目標値

高血圧治療ガイドライン2019では、1日の塩分摂取量を6 g未満にすることを推奨しています。また、世界保健機関（WHO）では、2025年までに塩分摂取量を1日5 g未満にすることを目標に掲げています。

本書は、日本高血圧協会ホームページ内のブログ「ドクター上島の（続）食塩無添加日記」を再編集し、塩切りレクチャー等を新たに加えたものです。

ドクター上島の（続）食塩無添加日記
http://ketsuatsu.net/wp/

特定非営利活動法人日本高血圧協会
http://www.ketsuatsu.net/

第1章

おいしい！食塩無添加生活 その1

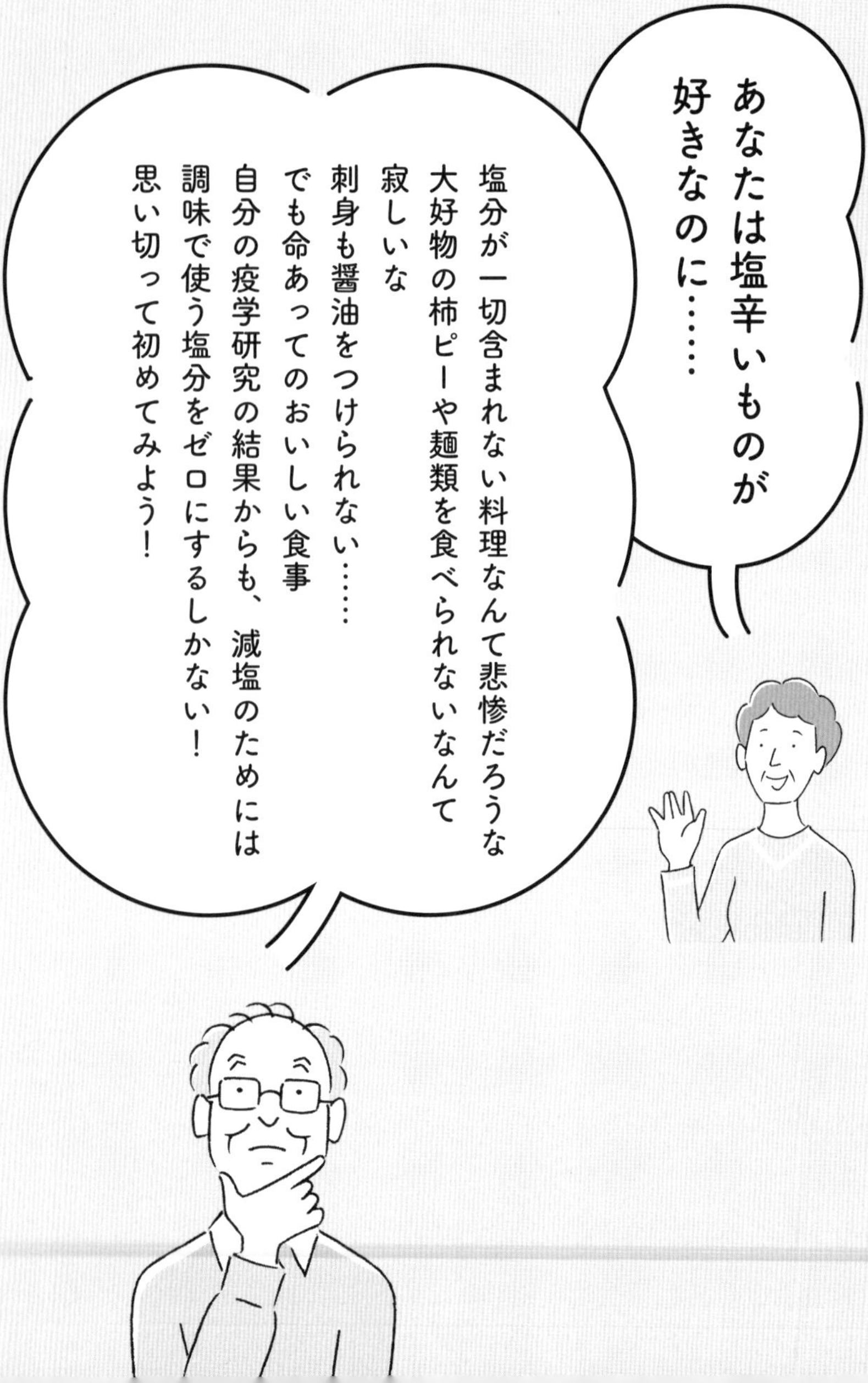

あなたは塩辛いものが好きなのに……
塩分が一切含まれない料理なんて悲惨だろうな
大好物の柿ピーや麺類を食べられないなんて
寂しいな
刺身も醤油をつけられない……
でも命あってのおいしい食事
自分の疫学研究の結果からも、減塩のためには
調味で使う塩分をゼロにするしかない！
思い切って初めてみよう！

食塩無添加生活1ヵ月、味覚が敏感になる

2014年
4月6日

食塩無添加生活を始めて1ヵ月以上が経過しましたが、まったく苦痛を感じていませんし、無理なく食事を楽しんでいます。醤油、塩、マヨネーズなどの調味料は使っていません。妻は「少し醤油をかけたら？」と言いますが、必要ないという感じです。使う調味料は、酢、オリーブオイル、胡麻油、胡椒、七味、わさびくらいです。料理に塩分が入ってないと、味覚が敏感になり、素材のうま味を感じます。魚は生を焼いただけで塩味を感じ、鶏肉は焼いただけでうなるほどおいしいです。

1ヵ月で降圧薬は半分に減り、血圧は低下したままです。正月以来、体重を約4kg減らしたので、その影響も加わっています。肉を食べる量が減ったので、LDLコレステロール（悪玉コレステロール）は140mg／dL前後から106mg／dLに低下し（スタチンを服用したわけではありません）、総コレステロールも181mg／dL

となりました。

24時間蓄尿（63ページ参照）での測定はしていませんが、1日の塩分摂取量が3g未満になっているはずです。和食も、塩分の添加なしでおいしくいただけるようになりました。ちなみに、血清の電解質※にはまったく異常はありません。

今日は、イカミンチと豆腐のハンバーグ、青菜のピーナツバターと胡麻和え、ピーマンとじゃがいもの千切り炒め、酢風味の生節入り野菜サラダ（玉葱、山芋、生姜）、五穀米、デザートはマーマレードをかけたヨーグルトをいただきました。

私はハンバーグを作ったことがありません。これは妻に習う必要があります。

※ナトリウム、カリウム、クロールなどの血液中の電解質を調べることにより、それらの濃度異常や腎臓の機能を確認することができます。

無類の麺類好き

～無塩のうどん～

2014年
5月6日

私は大の麺類好きで、従来は、昆布と鰹で出汁を作り、薄口醤油を加えてうどんつゆを作っていました。今回は、つゆなしの無塩うどんを試してみました。

一人分の乾麺を茹でると、もともと麺に含まれていた塩分の多くは茹で汁に出て、０・２～０・７ｇぐらい残ります。茹であがった麺を水で洗い、このみずみずしいうどんをいただくと、つるつるしたうどんの食感が何ともいえませんでした。これにわさびも使いました。

おかずは、揚げ豆腐のステーキ、オリーブ油をかけた刺身、野菜炒め、茹で小松菜の胡麻和えです。カルパッチョ風の刺身は、わさびを添えるとなおよいですね。茹で小松菜の胡麻和えは、小松菜独特の風味を感じることができました。うどんと野菜炒めに入れた魚肉ソーセージ以外、塩分は入っていません。したがって、塩分摂取量は多くても1g程度に収まっていると思います。

日本高血圧学会で推奨されている塩分摂取量は、1日6g未満（高血圧治療ガイドライン2019）、WHOでは1日5g未満としています。食塩無添加料理を毎日の食事の基本とすれば、塩分量が多いといわれている和食でも可能な値です。

お弁当を作ってみた

2014年
11月6日

仕事上、学会等で出張が多く、新幹線をよく利用します。昨日も、東京で1泊して学会に参加することになりました。1泊の旅行でも4食は外食になるので、新幹線のなかでの食事を、駅弁ではなく手弁当にしました。自分でお弁当を作ったのは、釣りに行ったとき以来のことで、新幹線のなかで食べるのは初めてでした。

この時期、作って3時間以内に食べるのであれば、一度火を通すことで食中毒の

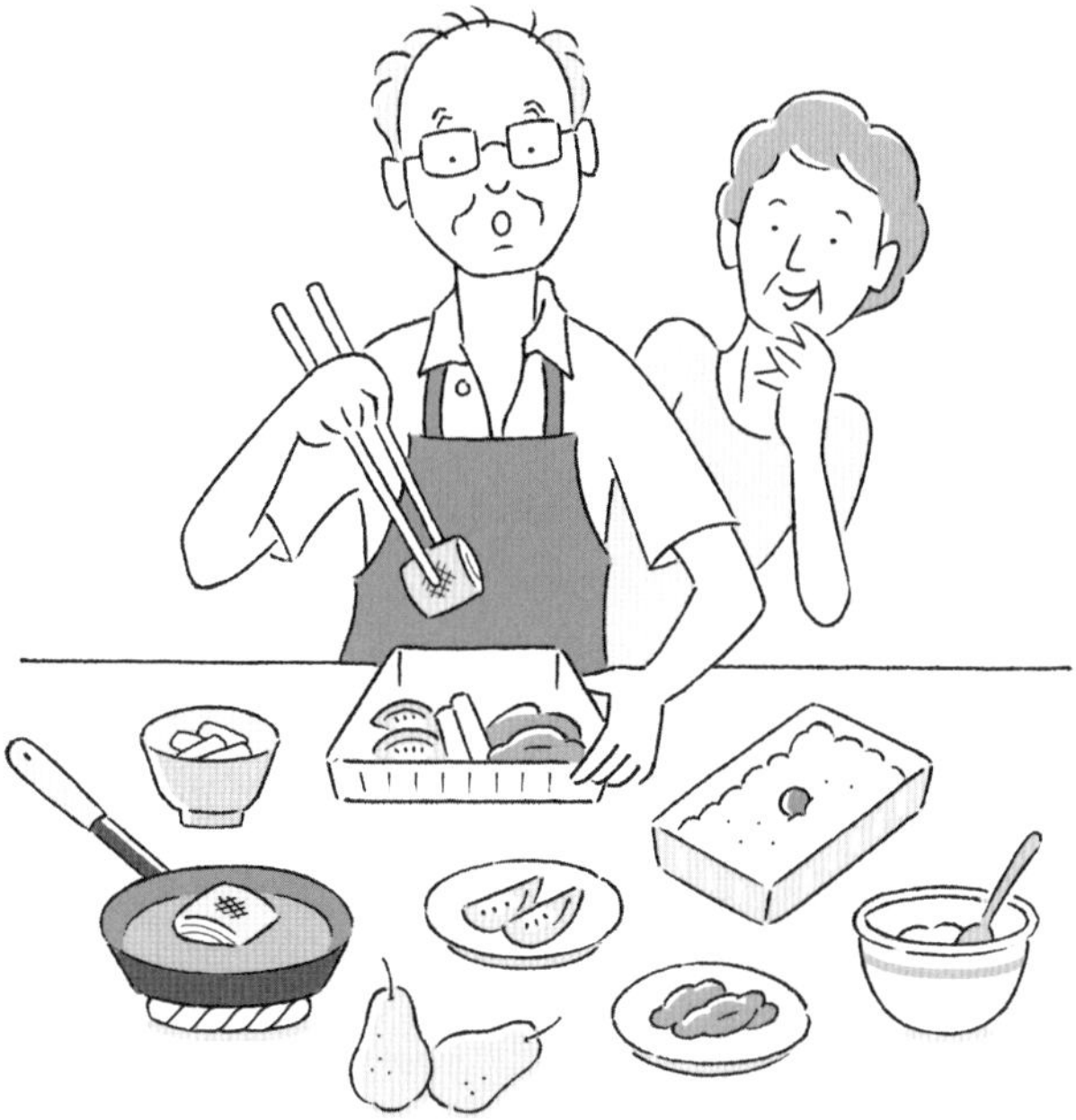

心配はなく、いつもの食塩無添加料理をお弁当にできます。
　メニューは、妻から教えてもらった、うま味たっぷりの食材（鶏肉、秋刀魚、揚げ豆腐、玉葱、セロリ、トマト、キャベツ）を使うことにしました。
　鶏肉、玉葱、揚げ豆腐を炒め、鶏のうま味と玉葱の甘味、揚げ豆腐の風味とうま味を生かしました。旬の生秋刀魚は、焼いただけです。セロリはさっぱりとした味と香り、カリッとした感触が好みです。トマトもそのままでいただきました。親友から送られてきた、香りと甘みに満ちたラ・フランスも一切れ添えました。

ご飯は炊きたてを少し冷まして詰めました。そして、小さな梅干しを一つ、彩として添えました。これはお正月に使った大福茶※の梅干しです。もちろん、これには手をつけません。。秋刀魚2切れに含まれる自然の塩味を考慮しても、塩分摂取量はおそらく1g以内であったと思われます。

※梅干しと昆布を入れたお茶。平安時代に京都で始まったとされ、お正月に飲まれます。わが家もお正月にだけ飲みます。

24時間蓄尿検査の結果 ～ヤノマミ族にはほど遠い状況～

2014年
6月4日

５月24日、25日の両日は、広島市で開催された日本高血圧学会の臨床高血圧フォーラムに参加してきました。このなかで、減塩に焦点を当てた〝減塩サミットin 広島〟が行われ、急遽、「食塩無添加日記」の実情を披露することになりました。２日間外食となりましたが、会期中は塩分２gの減塩弁当をいただき、ホテルでの朝のバイキングも塩分が含まれていないものを注意して選びました。

今回は、帰宅した翌日の朝９時から24時間蓄尿を始め、１日の塩分排泄量を推計することにしました。家ではいつものとおりの食塩無添加料理でしたので、十分に減塩できているはずです。

しかし、私の期待に反して、24時間蓄尿における塩分排泄量の推計結果は、4・8gもありました。いやはや、これはがっかりです。３g未満になっていると期待していました。

1980年代に行われたインターソルト研究の結果では、塩分をまったく摂取しないヤノマミ族の人たちの24時間蓄尿中のナトリウム排泄量はほとんどゼロでした(68ページ参照)。

1回だけでは不十分ですので、再度、家庭で食塩無添加料理を続けた時の24時間蓄尿検査の結果を報告したいと思います。

2回目の24時間蓄尿検査の結果

2014年
8月17日

2回目の24時間蓄尿検査を実施しました。蓄尿の前2日ほどは自宅での食塩無添加料理となり、惜しくも3g未満にはなりませんでしたが、3・1gと、ほぼ期待どおりの値になりました。

３回目の24時間蓄尿検査の結果

2014年
9月22日

８月の暑い日もとくに塩分を補うことなく、今までと変わりない食事を続けています。１～２時間、外で汗をかいても水分のみの補給で、問題なく過ごしています。

食塩無添加生活を開始して、６ヵ月が経過しましたが、楽しくおいしい食事を続けています。もっとも、仕事上の宴会では普通の料理をいただいています。実は、このような時に「おいしい」と思うときと「塩辛い」と思うときがあります。上手な料理は薄味ですので、そのようなときには、おいしいと感じるようです。


普段の食事が食塩無添加料理なので、塩分の高い外食は、私にとって特別食になりました。

さて、３回目の24時間蓄尿検査は２０１４年の９月11日（木）の朝６時から始めました。朝6時に開始して最初の尿は捨てます。それから翌日の朝まで蓄尿します。前日の昼は、大阪で外食でした。大きな社員食堂で定食をいただきました。もちろん、可能なかぎり塩分を摂取しないように工夫しましたが、2~3gくらいは摂取したと思います。夕食は妻の料理でしたので、いつもの食塩無添加料理でした。

蓄尿を開始した日の朝食は、厚揚げ焼き、ふかし芋、京菜と玉葱のサラダ、鰯の空揚げ、大根菜・しめじ・玉葱の炒め物、ヨーグルト、トマトジュースでした。昼食は、妻がいなかったので、朝の残りとハマチの刺身を食べました。もちろん、醤油は使いません。夕食は、やはり妻がいなかったので、朝の料理の残りに昼の刺身の残り、少し自分で調理した揚げ豆腐ステーキと日本酒を少々、ご飯もいただきました。翌朝は朝食前の午前6時に最後の蓄尿をして24時間蓄尿は終了しました。

蓄尿量は、1316mL、24時間蓄尿中のナトリウムとカリウムの濃度は、Na=43mEq/L、K=597mEq/Lでしたので、24時間のNa排泄量は56・6mmol、これは食塩に換算すると3・3gでした。K排泄量は78mmolと日本人の平均のほぼ2倍で、インターソルト研究の米国人の成績と同じくらいの値でした。ちなみに、この日の血清カリウム値は低めの正常値でした。毎日、妻に拷問のごとく野菜を食べさせられますので、カリウム排泄量が多いのだと思います。24時間蓄尿中のナトカリ比は０・７で、オムロンのナトカリ比測定器「ナトカリ計 HEU-001F Na+K+scan」（**64ページ参照**）で計測した値（０・８）とほぼ同じでした。

これで、今年の３月以来、３回の24時間蓄尿検査を実施しました。今までの成績は、４・８g、３・１g、３・３gと、アマゾンの奥地で生活しているヤノマミ族の人々には及びませんでしたが、ＷＨＯの基準を楽々達成することができ満足しています（**表１**）。

和食には塩分が多いのは事実ですが、和食でも塩分を摂らないようにすれば、１日の塩分摂取量を３g前後にすることをできることが実証できて、〝えへん〟という気持ちです。夏の暑い日に釣りをして汗をかきましたが、水分の補給と少々のかき餅で、ふらつくこ

表１　24時間蓄尿検査より換算した塩分摂取量（3回分）

1回目	2回目	3回目
4.8 g	3.1 g	3.3 g

WHOの基準は１日５g未満
日本高血圧学会の基準は１日６g未満

となく過ごすことができました。また、身体がだるいといったことも一度もありませんでした。むしろ、以前は、夜になると足のすねに少しむくみが出ていましたが、食塩無添加料理を始めてからは完全に消失しました。これは、体重を４kg減らしたことも影響しているとは思いますが、塩分を多く摂取する日が続くと足に少しむくみが現れるので、塩分摂取量そのものの問題であると思っています。

最近は、胡椒やオリーブ油、酢なども使うことが随分と減り、わさびを使う頻度も激減しました。いつからか、調味料一切なしで刺身を食べています。慣れというものは不思議なものです。食材のうま味を精一杯味わいながら、食塩無添加でも、毎日食事を楽しんでいます。

減塩をしなければならない方は、私のような食塩無添加料理は無理であっても（本当はやればできると思っていますが）、それに少しの調味料を加えれば、日本高血圧学会が推奨する塩分摂取量１日６g未満を達成できると思います。

おせち料理とその後始末

2015年
1月12日

家庭での食事を食塩無添加料理にしてから10ヵ月が経過しました。「元の木阿弥」になるのではないかという不安はまったくなくなり、外食で上手に味付けした懐石料理や洋食を食べても、家に帰れば妻の支援のもと、ごく自然に食塩無添加料理に戻ります。昨日も客人を案内してなじみの京懐石の料理屋さんに行き、おいしいお料理に舌鼓を打ちましたが、今日は一転、食塩無添加料理の朝食をゆっくりと楽しむことができました。

食塩無添加料理のよいところの一つは、生野菜サラダを食べたときに、野菜一つ一つの個性を味わうことができることです。トマト、セロリ、きゅうり、レタスなどなど、それぞれの野菜の風味を楽しむことができる感性が鋭くなりました。要するに、不要な人工調味がないからこそ、野菜本来のおいしさを味わうことができるようになったのです。

さて、今日は年末年始に、食塩無添加生活を実践できたのかどうか、どのようにして過ごしたかについて報告します。正月三が日の食事と、時折測定した尿中のナトカリ比の検査値とともに振り返ってみます。また、どのようにして妻がおせちの残りを料理に生かしたかをお話しします。

【1月1日（木）体重55・6kg】

例年どおり、家族が15人集まり、妻がおせち料理を作りました。妻は私の分を先に取り分け、食塩無添加料理や減塩料理を特別に用意してくれました。しかし、おせち料理をすべて食塩無添加料理にするわけにはいかないので、いつもより多く塩分を摂取することになりました。この朝食の2時間後の尿中ナトカリ比は、いつもより少々高めの1・1でした。私は日頃の値が1・0未満ですので、若干高くなっています。しかし、普通の食事をしていれば、3・0前後になるはずなので、十分に減塩はできていいます。妻が工夫して作ったお祝いのおせち料理は表のとおりです。

朝食

表を参照

雑煮…お餅が２つ、大根、小芋が入った雑煮です（京都は白味噌です）。おつゆに少量の塩分が含まれていました。
酢の和え物…お正月用に作ったものですが、私のものは酢のみで味付けしたものを別途用意してくれました。
煮物鍋（無塩）
かまぼこ（１切れ食す）
２日間塩出しした数の子（ほとんど塩分なし）
大根なます（無塩、酢のみで味付け）
ごぼう・蓮根の胡麻和え（私のものは無塩）
穴子入り卵焼き（１切れ食す）
ごまめのナッツ和え（食べず）
黒豆（甘味、塩分少々）
栗きんとん（少々食す）
鶏肉、小芋、干し椎茸、蓮根の筑前煮（食べず）
大根、小芋、蒟蒻、蓮根、南瓜の煮物（食べず）
タコの空揚げ（塩分少々、数切れ食す）
きんぴらごぼう（人参、蓮根、蒟蒻、塩分少々）
小鯵の空揚げ（無塩）

昼食

・お餅（2個）
・タコのカルパッチョ（塩茹でしてあったため、塩分を少々摂取した）
・サラダ（無塩）
・蓮根入りミンチ（子供達も食べるので、無塩にはできなかった）
・私が釣った魚の空揚げ（無塩）
午後3時の尿中ナトカリ比は0・7（いつもの値と変わらず）。

夕食

・減塩のカニすき（カニは塩茹で後に冷凍してあったので、塩分を少々含む）
・すき焼きの肉少々（若干の醤油味）
・お餅1／2個、米飯1／2杯
夕食は1～2gの塩分を摂取したかもしれません。

【１月２日（金）体重55・５kg】

朝食

・雑煮
・煮物（無塩）

朝食後、午前９時の尿中ナトカリ比は１・１でした。やはりいつもより高めでした。

昼食

孫と釣りに行き、昼は釣り場の食堂でラーメンを食べました。ラーメンは、麺と麺に絡んだスープの塩分のみなので、一番塩を摂取しないですむと考えました。スープはもちろん飲みません。

夕食

・手巻き寿司（酢飯は食塩無添加）

・すまし汁（塩分少々）

午後8時の尿中ナトカリ比は0・9。しかし、午後10時45分頃は2・0と高くなりました。起きている時間に、2・0に達することはきわめて珍しいです。

【1月3日（土）体重55・3kg】

午前6時50分、尿中ナトカリ比は3・3!!　私としてはこの値はとても高く、新記録です。やはり、元旦のおせち料理で少しずつ塩分を摂取しているのでしょう。

朝食

・雑煮
・おせち（数の子、ブロッコリー、トマト、魚のムニエル、かまぼこ1切れ）

午前9時の尿中ナトカリ比は0・7、午前10時30分の尿中ナトカリ比は1・2。やはり午前中は高めでした。

昼食

・焼き餅1個

午後12時20分の尿中ナトカリ比は0・8、午後4時の尿中ナトカリ比は0・6。

夕食

中華料理屋さんへ行く（塩分を摂取した）。

【1月4日（日）体重55・2kg】

・おせちの残りものをキッシュにしたもの

・焼いた鰤《ぶり》

・焼いた鶏肉

・かぶら菜とお揚げの炒め物

・焼き蛤2個（これは塩辛かった）

・ブロッコリーの牛乳煮

午前6時35分の尿中ナトカリ比は1・9。

【1月5日（月）体重55・4kg】

この日の朝食は、妻がおせちと雑煮の残り物に鶏肉、玉葱、椎茸を追加してグラタンにしました。白味噌汁を牛乳で薄めたものなので、塩分を少々摂取しました。

午前7時の尿中ナトカリ比は1・7、午後6時の尿中ナトカリ比は0・7、午後9時の尿中ナトカリ比は0・8。

【1月12日（月）体重55・4kg】

午前7時の尿中ナトカリ比は1・4。今日の食事は外食が1回あったもののほぼ通常の食事でした。

朝食

・南瓜

・チンゲンサイと鶏肉ミンチのトマトジュース煮
・トマトとレタスの生サラダ（シークヮーサーをかける）
・鰊《にしん》
・大根の水煮
・ご飯
・ヨーグルト

昼食

・天ぷら定食（もちろん天ぷらのつゆは使わず、すまし汁も飲みません）

夕食

・牡蠣とエノキと白菜の水煮（無塩）レモン添え
・鯖と野菜のトマトジュース煮込み（無塩）
・ご飯1杯

・日本酒50mL程度

鯖と野菜のトマトジュース煮込みは、無塩でありながらもおいしい一品です。トマトジュースの赤が入り、見た目も美しいものでした。夕食後の尿中ナトカリ比は0・6でした。

以上のように、正月は塩分摂取量が若干多くなったものの、水炊きや塩分を使わない手巻き寿司で、塩分を控えることができました。そして、食べすぎることもなく、体重を一定に保つことができました。おせちの残りも、妻が上手に次の料理に生かすとともに、減塩になるように工夫してくれました。

1月12日（月）夜の尿中ナトカリ比は0・6で、この値だと1日の塩分摂取量は3・0g台になっていると思います。尿中ナトカリ比が3・0を超えた日もあり、このような値を見ると反省のきっかけとなります。ともあれ、無事に年末年始を減塩で乗り切りました。妻にも感謝です。

第2章

外食との闘い

尿中ナトカリ比は1・0未満

2014年
5月14日

週に何回か外食するときは、なるべく塩分が含まれないメニューを選び、塩分を摂取しないように工夫をしています。たとえば刺身定食の場合、刺身と天ぷらは醤油や天つゆを使わず、味噌汁は香を楽しみながら、なかの具のみをいただきます。豆腐もそのまま何もつけずに食べましたが、小さなだし巻きは少し味がついていましたので、ほんの少々塩分を摂取したと思います。鯖の味噌煮については、全部食べると塩分摂取量が1～2g程度になりそうなので、ちょっとだけ箸をつけて味わいました。ご飯はしっかりと全部いただきました。

夕方、家に帰ってからナトカリ比測定器を用いて尿中ナトカリ比を測定すると、0・8でした。昨日も、0・5～0・7でしたので、普段から1・0を切っていることは間違いなさそうです。かつて、減塩料理を食べていた頃の尿中ナトカリ比は1・

０〜２・０程度でしたので、食塩無添加料理を続けると１・０を切ることがわかりました。日本人の平均値は４・０くらいですので、私の値はかなり低いことがおわかりいただけると思います。ちなみに、中国の北京周辺に住む人たちは、７・０〜８・０程度、[※]日本人より塩分摂取量の少ない欧米人は３・０前後であることがわかっています。

※ Stamler J. INTERMAP: special issue. Appendix Tables, Tables of Contents. J Hum Hypertens 2003; 17: 667-775.

丸3日間の外食が続き、尿中ナトカリ比は2・9に上昇

2014年
5月23日

先日、丸３日ほど外食が続きましたので、その後の尿中ナトカリ比がどうなったのか大変興味がありました。その結果、３日間外食した翌朝７時の尿中ナトカリ比

はなんと2・9まで上昇していました。もちろん、外食中も塩分が多いものは避けていましたが、さすがに、3日間連続では対処不可能でした。3日間の〝ツケ〟は解消できません。

昨日の朝食はいつもの食塩無添加料理に戻しましたが、昼食は大阪での仕事のため外食でした。しかし、刺身定食で醤油を使わずに塩分を避けた結果、帰宅後に測定した午後2時頃の尿中ナトカリ比は0・6でした。意外と早く低下したと思いましたが、外食の影響か、夕方の測定では1・0でした（ちょっとがっかり）。

その翌朝は、どうなっているか大変興味がありました。その結果、0・8といつもよりやや高めでしたが、1・0を切っていました。これで、3日間の不摂生は丸1日ほどでほぼ解消されることがわかりました。

余談ですが、3日間外食してしっかりエネルギーを摂り、体重は1kg弱増加しました（水分も貯留したかな?）。さらに。昨日の収縮期血圧は10㎜Hgほど上昇していました（不摂生がもろに影響か？　たまたまか?）。

今日は、妻が作った豪華な朝食でした。ワカサギの空揚げとホタテをさっと茹でたものに、新生姜と夏みかん・玉葱を乗せたもの。レモンと酢をかけた新生姜により食塩無添加料理の味が引き締まりました。つけ合わせは水菜、玉葱、茹でたブロッコリー、トマト、レモン。完熟トマトはとても甘かったです。鶏ささみ、人参葉、玉葱、糸蒟蒻が入った五穀米の焼き飯には焼き海苔をかけて、デザートはジャムをかけたヨーグルトです。今朝の血圧は少しだけ下がりました。

外食での減塩のコツ

2014年
12月21日

仕事上、出張が多く、今でも外食する機会が多いです。そのようなときは、どうしても塩分を含むお料理をいただくことになります。今回は、外食の際に塩分摂取量を極力減らすための工夫を紹介します。

【洋食レストラン】

①生野菜のサラダは「ドレッシングを別にして」と頼む※1

②肉料理や揚げ物にかかっているソース類も、「かけないでください」と頼む※2

③煮込み料理はなるべく注文しない

④パンよりもライスにすると塩分が少なくなる

※1　気の利いたレストランではサラダとは別にドレッシングを別の器に入れて持ってくる。先日、別に持ってきてもらった鱒のマリネのドレッシングは、ほとんど塩分が入っていないうえに、おいしかったので、すべていただいた。サラダのドレッシングは使わなかった。

※2　もちろん別にしてもらってもよい。

【和食レストラン】

①刺身、天ぷらは、醤油やつゆを使わない

②出汁醤油が最初からかかっているお浸しは、お湯やお茶をかけて塩分を落とす※1

③漬け物類や佃煮類には手をつけない、または、ごく少量食して風味のみを楽し

む
④味噌汁、すまし汁は中身と風味だけをいただき、飲み干さない
⑤魚の干物にも手をつけない※2

※1　旅館で湯豆腐がでたときに、この湯豆腐のなかに調味してある料理を入れて、〝脱塩〟した。湯豆腐の入っている容器は、脱塩の道具としても優れている。お浸しをさっとお湯にくぐらせて食べるのもよい。欲張って、塩麹で味付けしたイカを入れて脱塩しようとしたら、妻に駄目だしされた。
※2　私は鯵の開きが大好物でなかなか見送れない。そのときは、骨の着いた片身の方に少し箸をつけ、残りの片身は塩がきいているので残すようにしている。

このようにすれば、レストランやホテル・旅館での食事でも、工夫をすればかなり塩分を控えることができます。

旅館・ホテルでのコツ

2015年
11月26日

先日、東北地方の県医師会の講習会で講演する機会がありました。私は大の温泉好きです。せっかくの機会なので、妻と一緒に温泉を楽しむことにしました。温泉旅館を含め、3日間ほど外食することになります。さて、私の塩分摂取量はうまく調節できたでしょうか。気になるところです。

出発当日、自宅での食事が間に合わず、駅でサンドウィッチを買う羽目になり、行きの列車のなかでいただきました。あろうことか、迷って選んだ割には塩辛いサンドウィッチでした（失敗！）。

温泉旅館は、インターネット予約の際に、夕食・朝食ともバイキング料理のコースを申し込みました（これは大成功！）。薄味と思えるものを選択することができますし、間違って味が濃いものを皿に盛っても、妻に「食べて」といって渡すことができました。妻は幸いにも低血圧気味です。

この旅館、ありがたいことに、ほうれん草のお浸しは茹でたままのものが盛ってあり、好みで出汁をかけるようになっていました。もちろん、生野菜のサラダは、ドレッシングをかけなければ塩分ゼロにできるので、気にすることなく皿に盛りつけました。長らく食したことのなかった笹かまぼこも、1切れいただくことにしました。いつものとおり、天ぷらと刺身は、わさびのみでいただきました。

塩辛いかどうかわかりにくいものは、少量とって試してみます。大丈夫そうなものは、またあとで取りに行きます。何度でも行けるのがバイキングの利点です。

講演のあとは、焼き肉をいただきました。もちろん、たれは一切使わずに、焼いたものをそのままいただきます。幸い、前もって調味料に浸されたものは1品しかなく、それも薄い塩味がある程度であったので、ほとんど調味料を使わない食事をすることができました。そのあとの少量の冷麺も、汁は吸わないので、わずかな塩分摂取量で収まったのではないかと思います。

麺類好きの私にとって、東北に行って蕎麦を食べないという選択肢はあり得ません。ましてや新蕎麦の季節です。昼食は、蕎麦屋で天ざるをいただきました。天ぷらは天つゆを使わなければほとんど塩を摂らずに済みます。蕎麦は、ざるから新そばをつまみ上げてその裾の部分に少しだけつゆをつけて食べました。ものの本によると、蕎麦通の食べ方は、このように最初に蕎麦の香りを楽しむと書いてあった記憶があります。私は、最初から最後までこの食べ方です。

京都駅に着いたのは夜だったので、いきつけのイタリアン料理を食べてから帰宅することにしました。いつも頼んでいるサラダ（ドレッシングなし）を頼み、メインの肉料理は、ソースのかかってないところを食べました。

このように、塩分に気を使った食事をしたといっても、さすがに外食が3日ほど続くと、それなりに塩分が入ったのではないかと思いました。しかし、帰宅して夜の10時過ぎにナトカリ比を計測すると、想像したよりもずっと数値が小さく、1・1でした。これでもいつもより0・5ほど高めです。同僚の笑い話ですが、鰻丼を食べたあとのナトカリ比は7・0もあったそうです。それに比べればかなり優秀です。しかし、これは食事の影響が尿に反映されるのが遅いのではないかと思い、用心のため、その後2日間は頻回にナトカリ比を計測しました。結果、昼間はいつもとあまり変わらない1・0未満の値でした。

結論としては、外食で普段よりも多くの塩分を摂取しても、それなりに注意して料理や食品の選択をすれば、日本高血圧学会の基準である1日6g未満には収まるということです。今回は、普段から減塩の習慣や食塩無添加料理に慣れておくことがいかに大切かを物語るものでした。そのことにより、外食であっても、塩分を摂らない食品の選択や食べ方ができたのだと思えます。

レストランの料理の味を濃く感じる

2016年
5月27日

ときどきの外食は、家での食塩無添加料理を離れての息抜きにもなっていますし、ご褒美ともいえます。とはいえ、家庭での食塩無添加料理が基本の味つけになっていますので、レストランでの食事は、味の濃さについていけず、血圧の低い妻に食べてもらうこともしばしばです。おいしい料理を出すレストランは、料理人の水準が高く、食材もよいので、塩分が少なく薄味ですが少し値が張る場合が多いです。

兎にも角にも、私が食塩無添加生活を楽しく続けることができるのは、妻のお陰です。いろいろと工夫して作ってくれる食塩無添加料理に、大変満足しています。それにつけても、世の料理研究家と称される方には、もっと真剣に低塩でおいしい料理を考えて欲しいと思います。塩分の多い調味料の味で、「おいしい」と言っている料理番組が、余りにも多い気がします。

ときどき、学会や研究会、市民公開講座等で食塩無添加生活の紹介をしています。驚かれることが多いのは仕方ないにしても、やってみようと思われる方がまだまだ少ないのが実情です。どうすれば同調者が増えるかなと考えているこの頃です。

４日間の外食のあと

2018年
6月29日

学会参加のために北海道に行き、４日間も外食が続きました。ホテルでの懇親会でも、おいしい料理をいただきました。そして、帰宅後の朝から食塩無添加料理が始まりました。いつもの塩分のない食事に、ごく普通に、何の抵抗感もなく、満足している自分がいました。今日は妻が出かけたので、昼食は朝食の残りを活かした料理……というより、食材を置いただけのものをいただきました。それでも、「鬼のいぬまに洗濯（塩分摂取）」などという気にはなりません。むしろ、外食でとり過ぎた塩分を、早く体外へ出さなければという思いが先に立ちました。メニューは鯖の切り身をフライパンで焼いたもの（妻の料理）、冷や奴、レタス、ミニトマトを添えた単純な料理です。料理を作るのが面倒な日は、これでよいのです。

第3章

妻と一緒に食塩無添加生活

妻のギブアップ

2015年
6月24日

家庭での料理に食塩を含む調味料を使わなくなってから、血圧の低い妻も私と同じ食事を摂り、あとから少々塩を振ったり、醤油を使ったりして凌いでいました。しかし先日、「そろそろ1日2g程度の塩分を使う日があってもいいのでは」と言い出しました。確かに、1日2g調味料から摂取したとしても、私の塩分摂取量は1日5g未満には収まるので、WHOの推奨する基準は満たしていることになります。しかし、このブログのタイトルは「食塩無添加日記」であり「減塩日記」ではありません。今回の日記で一旦締めくくりをした後、少々調味料を添加してもよいことを了承しました。

そのような話をしていた週末、釣り船に乗り、釣りに行きました。この船、今回が4回目となりますが、初回の乗船時に7匹釣れて、毎回コンスタントに5匹以上の釣果があります。

しかし、この日は30㎝くらいのガシラ1匹しか釣れず、完敗かと思っていると、納竿10分前に、突然、今まで経験したことのないガツンとした大きな当たりがあり、反射的に竿をあおりました。そして、グググーという強い引き。「乗ったか」と思い、電動リールのスイッチを入れ、慎重に巻き上げていると、船長の「ヒラメや！」との声。いち早く手網をもって手助けしてくれ、無事に取り込むことができました。完敗状態から最後のクリーンヒットで一気に気分が高揚しました。49㎝もある、わが人生初の大きなヒラメでした（**写真1**）。

家に帰って、早速調理にとりかかりました。ヒラメを自分で捌いて刺身にするのは初めてでしたが、カレイでは経験があったので、何とかやってみました。自己満足ですが、**写真2**のような刺身ができました。なんとこの量で全体の1／4程度です。そこで、今回は1年4ヵ月ぶりに一滴醤油瓶（**写真3**）で小皿に醤油を垂らし、わさびをつけて味わいました。「うーん、絶品!!」、正直にいうと、少しだけ醤油をつけた刺身は実においしかったです。

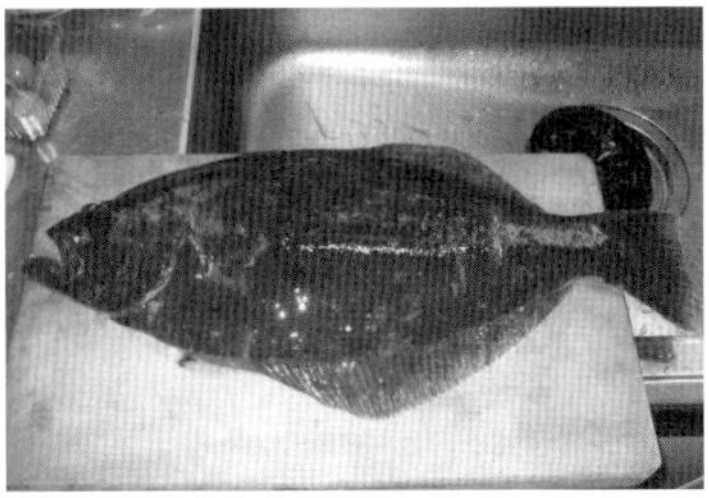

写真1　初めて釣り上げたヒラメ。49 cmもありました。

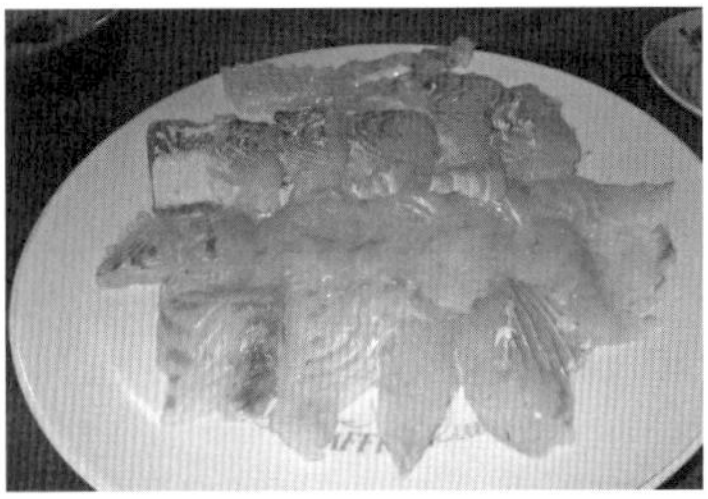

写真2　美しく盛りつけたヒラメの刺身。

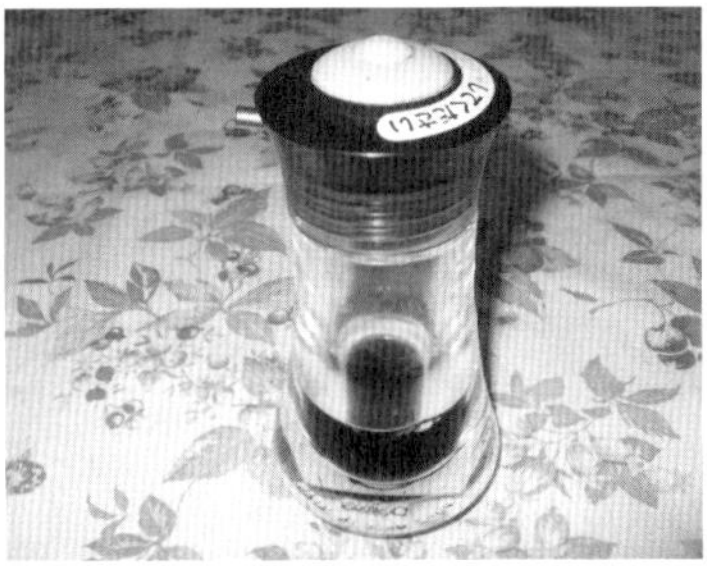

写真3　減塩には便利な一滴醤油瓶。頭のポツを押すと、一滴ほどの醤油がでます。どこにでも売っています。

「1日2g」枠を好物の麺類とカレーライスに使って妻からぼやかれる

2015年
11月4日

前述のとおり、私は無類の麺類好きです。妻が外出して昼ご飯を自分で作るときには、ついつい鼻歌交じりにうどんや蕎麦を作ってみたくなります。定年の記念に、立派な絵付けの清水焼のどんぶり鉢を買ったほどです。

麺類のつゆは昆布と鰹を使い自分で作ります。以前は、それなりに醤油を使っていました。そのつゆは、孫も喜ぶほどおいしいものでしたが、今は、ごく少量の醤油を加えただけのつゆです。小さじ1杯の醤油を使っても塩分量に換算すると1gとなり、「1日2g」の枠に収まります。

先日、昆布と鰹の出汁に小さじ1杯ほどの醤油を加えたつゆに、茄子の天ぷらを乗せていただきました。もちろん、つゆは残しました。清水焼のどんぶりでうどんを食べるのは久しぶりで、実においしかったです。

ある日は、好物のカレーライスに塩分添加枠（1日2g）を使いました。カレールー1個が塩分2・2g程度なので、それを妻と2人で分けて食べると、1人約1gの塩分摂取量となります。

このように1日2g枠を麺類のつゆとカレールーで使ってしまうと、妻から小言を食らう羽目になります。「せっかく料理の幅を広げようと思ったのに、以前とちっとも変わらない」と言われてしまいました。

さて、4回目の24時間蓄尿検査の結果を報告します。ナトリウムの24時間排泄量は56・8mmolであり、塩分に換算すると1日3・3gでした。結局、この結果は食塩無添加生活をしてたころとほとんど変わりないものでした（25ページ参照）。つまり、ごくわずかの調味料を使っても、1週間に数回は外食することになるので、トータルで見ると、日々の塩分摂取量は大きく変わらないようでした。

そのようなことで、妻の協力のもと、結局は食塩無添加生活に戻っています。私は外食が多く、そこで塩分を摂取してしまうため、これからも家ではできる限り塩分摂取を控えたいと考えています。

上島嘉美（妻）の無塩裏話

塩分「1日2g」枠の真実

　食塩無添加料理は味付けなし、味見なしなので、味付けが苦手な私にとってはむしろ簡単でした。ただ、味噌や塩麹などの発酵食品も取り入れたいと感じ、2年ほど前、「たまには2gくらいいれてもいいんじゃない」と聞いてみました。すると夫はすぐにOKをだし、ブログには妻がギブアップと載せ、真っ先にカレーライスをリクエストしてきました。ルーを使わずに本格カレーに挑戦してみましたが、塩なしでは期待どおりにならず、やむなく市販のルーを1片入れました。塩分2.2gの添加となり、夫がほとんど食べたので塩分摂取量は約2gになります。その後、結局は相変わらず家ではほとんど食塩無添加料理です。夫は外食が多いため、「家では食塩無添加料理なので、外食をしても1日量にしたら5g以下だから」と言って、外食を楽しんでいます。私は後から好きに味付けして食べています。

家庭菜園の恵みをいただく

2016年
7月31日

夏本番、妻が育てている家庭菜園の野菜が急にお化けのように大きく育ち始めます。先日、あまり大きくならないうちに、かぼちゃ、なすび、きゅうり、冬瓜、唐辛子、オクラ、トマトなどをたくさん収穫しました。

今日の朝食はこの野菜を使います。土用の丑の日なので、うなぎの白焼きをいただきました。妻はその残りを少しだけご飯にのせて、家庭菜園で育てたエゴマの葉に包んで食べていました。ミニトマトは、冬瓜、獅子唐、なすび、玉葱などと一緒にトマトジュースで煮込み、定番の無塩トマトシチューにしました。冬瓜は大きくて食べるのが大変ですが、シチューにすると未熟でもとろりと柔らかくなります。オクラと生姜をかき混ぜて、ねばねばにして（テレビの影響）いただきました。

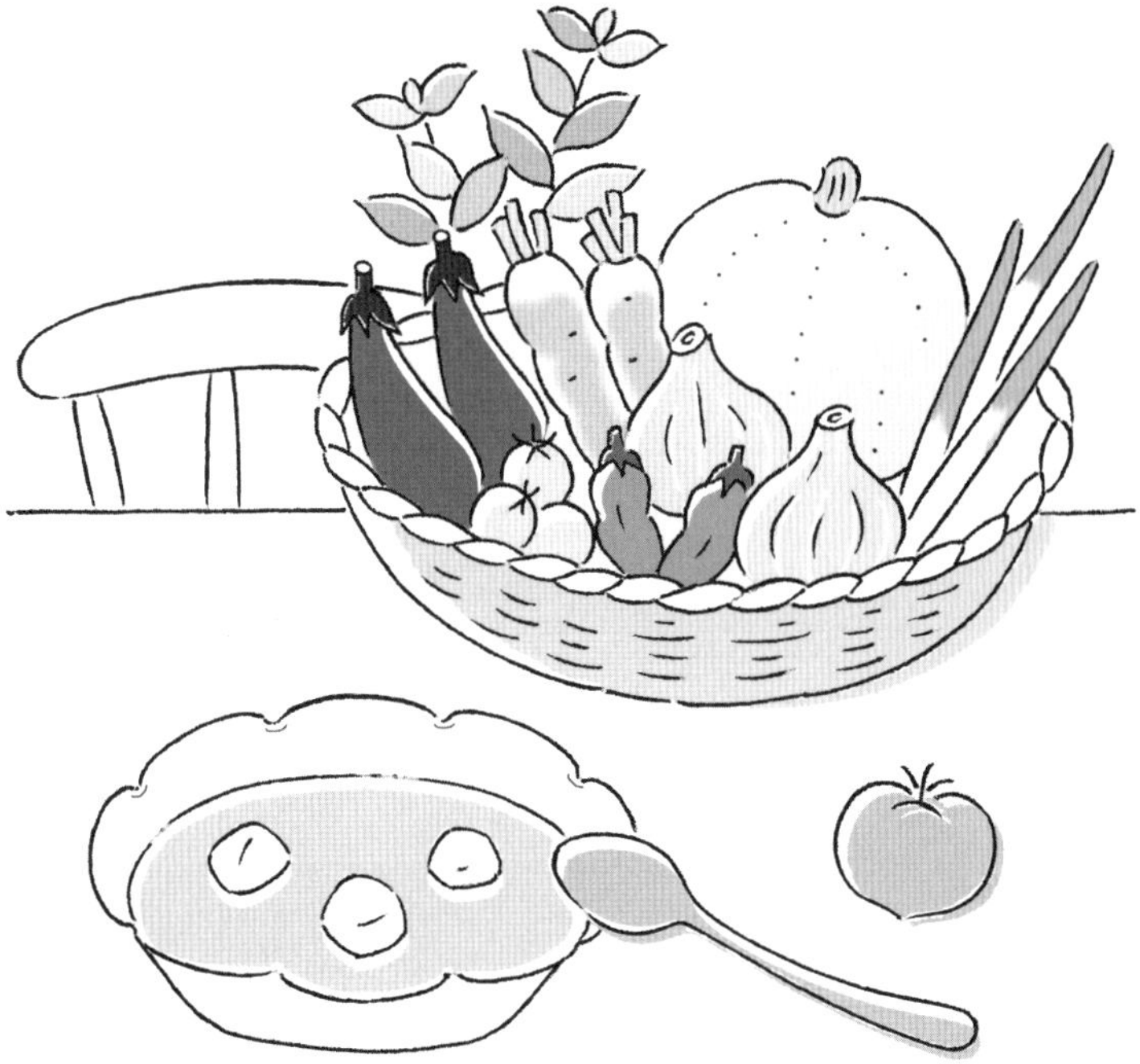

Dr.うえしまの
塩切りレクチャー

塩分摂取により血圧が上がる仕組み

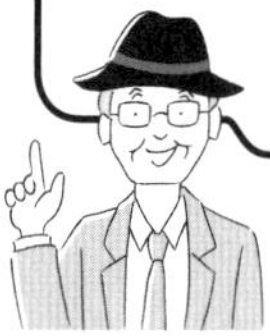

塩は人間が生きていくためになくてはならないものです。

動物の身体には、海水の塩分濃度の3分の1程度に近い濃度（0・9％）の体液が保持されていて、体液中には、塩の構成成分であるナトリウムがイオン（Na^+）として存在しています。そして、体液の一部は血液として心臓のポンプ作用により身体中を循環しています。

塩辛いものを一度にたくさん食べると喉が渇くという経験を、みなさんもしたことがあると思います。これは、塩分摂取により一時的に上昇した血液や細胞間液中のNa^+濃度を元に戻すために、身体の外部から水分を補給しようとするためです。

体液は適度に保持されることが重要なので、不要な水分や塩分は腎臓から尿として排泄されます。したがって、尿として排泄される塩分は身体にとって余分な塩分ということになります。もし、何らかの原因で水分と塩分が身体に溜まると、むくみ（浮腫）が生じます。

●体液量を調節する仕組み

人間の身体は、体液を過剰に貯留しないように調節機構が働いています。塩分摂取により体液量が増えると、増えた血液が血圧の壁を圧迫するので血圧が上がります。さらに、血液中のNa^+は交感神経系の活動を高め、血管の緊張をもたらします。このような作用が総合的に働いて血圧が上昇し、腎臓から余分なNa^+と水分が排泄されます。通常は速やかに排泄されるので、血圧はすぐに下がり、むくみません。

ところが、何らかの原因で普通の人よりも血圧をより高くしないと腎臓からNa^+を排泄できない人がいます。そのような人たちは、体液が減少するまで血圧が上がったままの状態になります。

このような腎臓における血圧調節機構は、体液量が正常に戻るまで数日以上にわたり働きます。したがって、余分なNa^+と水分の貯留による血圧上昇を避けるために、必要不可欠な量以上の塩分を摂取せずに腎臓の負担を小さくすることは、理にかなっています。

●発汗により塩分は失われるか

過剰に摂取された塩分は、尿に排泄される以外にも、汗、腸管、呼気などからも少しずつ失われます。実際に、減塩すると汗のなかの塩分量も減ることが観察されています。

発汗によって失われる塩分量を正確に測定することは容易ではありませんが、通常の状態では、汗に含まれる塩分はそれほど多くなく、汗1リットルにつき0・1g程度から運動時でも2g程度です。つまり、よほど気温の高い場所での作業や、激しいスポーツなどによる大量の発汗時以外は、塩分の大量の損失はないと考えられます。

ちなみに、スポーツ選手の発汗量と塩分排泄量を測定した多くの結果を集めた論文では、その発汗量の平均は1時間当たり約1リットル、失われたナトリウム量は塩分量にして2g程度でした。このナトリウム量は、日常的に健康を維持する食事をしていれば、とくに補う必要がない量です。もちろん、水分の補給は必要です。

世界保健機関（WHO）も塩分摂取量を減らすための呼びかけの中で、〝通常、汗をかいたときでも、塩分の補給は必要ない〟としています（131ページ参照）。

子供が成長するときには体格の成長に応じたナトリウムの補給は必要ですが、それでも、通常は1日当たり3g摂取していれば十分であると考えられています。

Dr.うえしまの塩切りレクチャー

24時間蓄尿検査と尿中ナトリウム／カリウム比

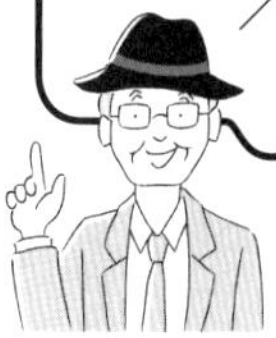

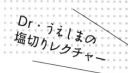

●24時間蓄尿検査とは

摂取した塩分量を知るための標準的な検査方法は、1日に排泄される尿をすべて溜めて、尿中のナトリウム（Na^{+}）量を測る、24時間蓄尿検査です。人間の体内に貯留するナトリウム量は一定であるため、日常の食事から摂取するナトリウムの90％以上が、腎臓から尿中に排泄されます。この仕組みを利用して、尿中のナトリウム量から、摂取した塩分量を推定しています。

一方、野菜や果物に多く含まれるカリウム（K^{+}）は、腎臓からのナトリウムの排泄を促します。したがって、カリウムを多く摂取するとナトリウムによる血圧上昇作用を抑制することになります。しかし、カリウムの摂取量はナトリウムと異なり、24時間蓄尿検査では測定が困難です。それは、カリウムは腸管からも吸収され、便と一緒に排泄されるためです。尿に排出されるカリウムは、摂取した量の70％程度と考えられていますが、これは個人差が大きいです。したがって、カリウム摂取の絶対量の把握は困難ですが、24時間蓄尿中のカリウム排泄量の多い人は、カリウム摂取量が多いことは間違いはありません。

●ナトカリ比とは

高血圧の人は、ナトリウムとカリウムの摂取の管理が重要になります。しかし、24時間蓄尿検査は手間がかかるため、簡単に計測することはできません。そこで、私たちが着目したのが、複数回の随時尿中のナトリウムとカリウムのモル濃度比（ナトカリ比）を調べる方法です。インターソルト研究（71ページ参照）では、尿中のナトカリ比と血圧は統計学的にも関連があることが示されています。そこで、私たちは、オムロン ヘルスケア株式会社との共同研究で、少量の尿をセンサーにかけるだけで簡便にナトカリ比が測定できる、ナトカリ比測定器「ナトカリ計HEU-001F Na⁺K⁺scan」を開発しました（図1）。

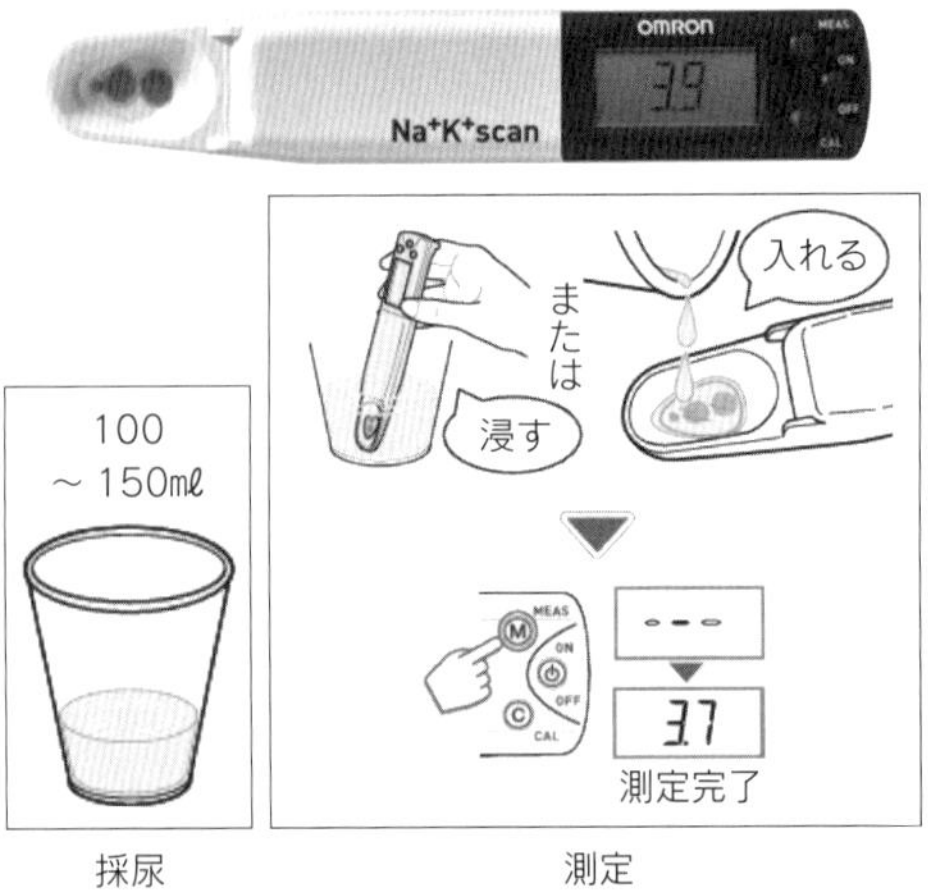

図1　ナトカリ計HEU-001F Na⁺k⁺scan
（写真提供：オムロン　ヘルスケア）

これは現在、研究者向けに販売されています。別々の日に、随時尿をそれぞれ5回程度この機器を用いて測定した数値は、24時間蓄尿検査による2日分のナトカリ比の測定法とほぼ同等の精度があることを認めました。

通常、塩分（ナトリウム）を控え、カリウムを多く摂取するようにすると、24時間蓄尿中のナトカリ比は、2・0～3・0になります。日本人の平均的な値は3・0～4・0程度ですので、当面の目標は2・0を目指すとよいと思います。

筆者は若いときから高血圧であるため、2014年3月から思い切って家庭での食事に塩分を添加しない食事を続けていますす。そうすると、摂取するナトリウムは、食物にもともと含まれるナトリウムのみとなります（**表1**）。また、私は野菜や果物を多く摂取するようにしていますのでカリウム摂取量は多く、普段の尿中ナトカリ比は1・0程度です、外食をしない日が続くと1・0未満となっています。

筆者より15年以上も前から食塩無添加食を実践し、現在でも筆者より厳格な無塩食を続けている鹿児島県の循環器内科医、中尾正一郎先生は、ナトカリ比は1・0未満、24時間蓄尿検査により測定したナトリウム排泄量は、アマゾン奥地のヤノマミ族の人々（**68ページ参照**）に近い値です。私より数歳若く、すこぶるお元気です。

表１　可食部100 g当たりのナトリウム含有量（mg）と食塩換算値（mg）

肉・卵・牛乳		
	可食部100 g当たりの	
	ナトリウム（mg）	食塩換算値（mg）
牛肉（脂身つき、生）	47.0	119.4
豚肉（脂身つき、生）	53.0	134.6
にわとり（もも、皮つき、生）	42.0	106.7
卵（生）	140.0	355.6
牛乳	41.0	104.1

米・芋・豆類		
	可食部100 g当たりの	
	ナトリウム（mg）	食塩換算値（mg）
精白米（うるち米）	1.0	2.5
さつまいも（塊根、皮つき、生）	23.0	58.4
じゃがいも（塊茎、生）	1.0	2.5
あずき（全粒、乾）	1.0	2.5
大豆（国産、黄大豆、乾）	1.0	2.5

野　菜		
	可食部100 g当たりの	
	ナトリウム（mg）	食塩換算値（mg）
オクラ（果実、生）	4.0	10.2
かぼちゃ（果実、生）	1.0	2.5
キャベツ（結球葉、生）	5.0	12.7
きゅうり（果実、生）	1.0	2.5
ごぼう（根、生）	18.0	45.7
だいこん（根、皮つき、生）	19.0	48.3
たまねぎ（りん茎、生）	2.0	5.1
トマト（果実、生）	3.0	7.6
にんじん（根、皮つき、生）	28.0	71.1
ブロッコリー（花序、生）	20.0	50.8
ほうれんそう（葉、通年平均、生）	16.0	40.6
すいか（赤肉種、生）	1.0	2.5

＊ナトリウム摂取量を食塩相当量に換算するには、ナトリウム量を2.54倍します。5倍して2で割ると簡単に暗算できます。

（文部科学省．日本食品標準成分表2015年版［七訂］より作表）

果　物		
	可食部100 g当たりの	
	ナトリウム（mg）	食塩換算値（mg）
キウイフルーツ（緑肉種、生）	2.0	5.1
ぶどう（生）	1.0	2.5
メロン（温室メロン、生）	7.0	17.8
もも（生）	1.0	2.5
みかん（生）	1.0	2.5

きのこ類		
	可食部100 g当たりの	
	ナトリウム（mg）	食塩換算値（mg）
えのきたけ（生）	2.0	5.1
しいたけ（菌床栽培、生）	1.0	2.5
ぶなしめじ（生）	3.0	7.6
なめこ（生）	3.0	7.6
マッシュルーム（生）	6.0	15.2

魚介類		
	可食部100 g当たりの	
	ナトリウム（mg）	食塩換算値（mg）
まあじ（皮つき、生）	130	330.2
あゆ（天然、生）	70	177.8
しらす（生）	380	965.2
うなぎ（養殖、生）	74	188.0
かつお（秋獲り、生）	38	96.5
まがれい（生）	110	279.4
かんぱち（生）	65	165.1
べにざけ（生）	57	144.8
まさば（生）	110	279.4
さんま（皮つき、生）	130	330.2
ししゃも（生干し、生）	490	1244.6
ひらめ（天然、生）	46	116.8
ほっけ（生）	81	205.7
くろまぐろ（赤身、生）	49	124.5
あさり（生）	870	2209.8
ほたてがい（生）	320	812.8
くるまえび（養殖、生）	170	431.8
たらばがに（生）	340	863.6
するめいか（生）	210	533.4

Dr.うえしまの塩切りレクチャー

塩分を摂取しないアマゾンの部族は高血圧にならない
～ヤノマミ族の人々～

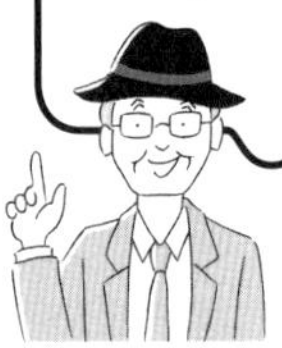

ブラジルアマゾンの奥地に住むヤノマミ族といわれる部族の人々は、未開の地で昔ながらの生活をしており、日常の食事は、狩猟採集によって得られるものを糧としています。

1980年代、インターソルト研究（**71ページ参照**）の研究チームは、ヤノマミ族の調査のために、ジャングルのなかを8時間歩いて三つの集落に向かいました。そして、研究者は、それぞれの集落に1週間ほど滞在して、血圧測定、24時間蓄尿検査、通訳を介した質問票による調査を行いました。

調査の結果、ヤノマミ族の24時間蓄尿中のナトリウム排泄量は、ほとんどゼロに近いものでした。これは、彼らが、塩（ナトリウム）をほとんど摂取していないことを意味しています。しかし、前述のとおり、身体にはナトリウムが必要不可欠です。そのため、彼らは、狩猟採集によって得た自然の食物から入ってくるごくわずかなナトリウムを無駄に捨てないためのリサイクル装置（レニン・アンジオテンシン系）が働き、ナトリウムが尿中に排泄される前に、腎臓で再吸収していると考えられます。実際に、ヤノマミ族の人々の血液検査の結果をみると、レニンの値が高く、ナトリウムを尿細管から再吸収する作用をもつアルドステロンも高値でした。

文明国では、年齢が高くなると血圧が高くなるという現象が観察されます。しかし、驚くことに、ヤノマミ族の人々は、20代の血圧値と50代の血圧値がほぼ同じでした（**図1**）。つまり、塩分を摂取しなければ、年齢とともに血圧値が上昇しないことを示しています。

食物のなかには十分な量のナトリウムが含まれています（**66ページ参照**）。文明国では、塩分を含む調味料を一切使わなくても、普通に食事をしていればナトリウムが不足することはほとんどありません。実際に、塩分を料理に使わなくても、24時間尿中には塩分換算で２g前後のナトリウムが排泄されています。ちなみに、私の塩分排泄量は３g台です。血圧の上昇を抑え、腎臓の負担を軽減させるためには、塩分摂取量を減らすことがもっとも大切です。

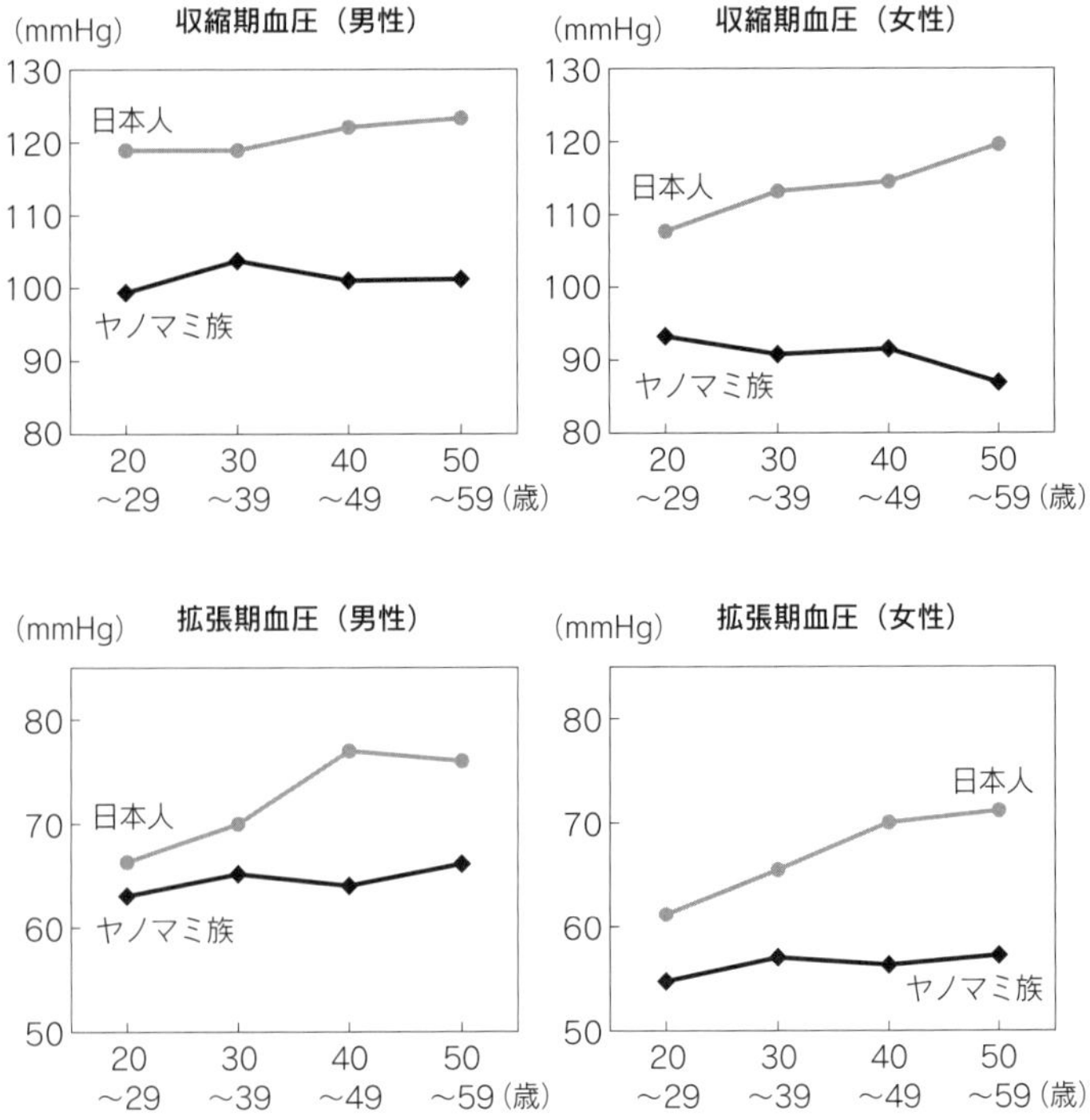

図１　年代別でみたヤノマミ族と日本人の血圧の比較
（Mancilha-Carvalho JJ, et al. J Hum Hypertens 1989; 3: 309-314. INTERSALT Co-operative Research Group. J Hum Hypertens 1989; 3: 331-407. より作図）

Dr.うえしまの塩切りレクチャー

インターソルト研究（INTERSALT study）

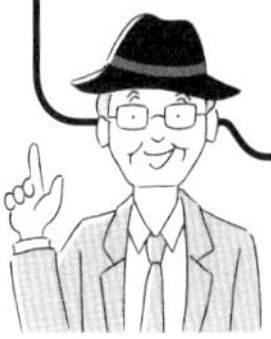

インターソルト研究とは、塩分摂取と血圧に関する国際疫学共同研究です。1980年代半ばに、世界32ヵ国の52集団から無作為に選ばれた20～59歳の男女約1万人に対して、24時間蓄尿中の電解質（ナトリウム、カリウム等）の測定を実施し、その結果と血圧値との関係について検討しました。

塩分摂取と血圧との関係についてはこれまでにも多くの調査研究が行われてきましたが、それぞれの調査手法が異なるため、集団間での結果の比較や、国際的な傾向の把握が難しいという問題がありました。そこで、インターソルト研究では、調査マニュアルや質問票は統一し、各種の検査機器（血圧計、蓄尿器、聴診器）は同一のものが使用されました。そして、24時間蓄尿のサンプルの生化学的な分析は、すべてベルギーのセント・ラファエル大学で行われ、血圧値は2日間にわたり4回測定されました。

24時間蓄尿中のナトリウム排泄量から塩分摂取量を推計した結果、塩分摂取量の多い集団ほど、収縮期血圧値が高いことがわかりました（**図1**）。実際に、塩分をほと

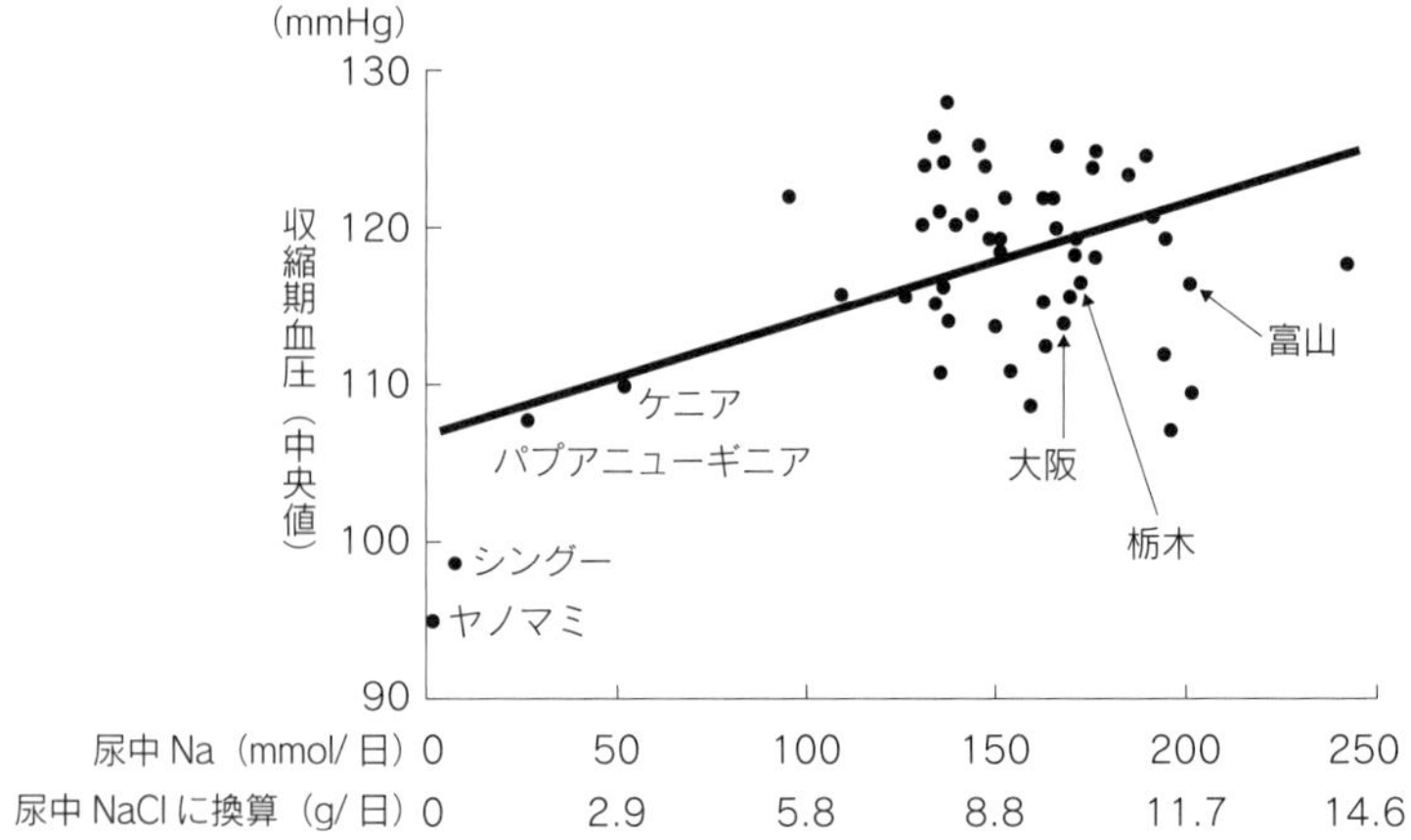

図1　尿中のナトリウム量が多い集団ほど収縮期血圧値が高い（性・年齢を調整）
（Intersalt Cooperative Research Group. BMJ 1988; 297: 319-328. より作図）

んど摂取しない、ブラジルのアマゾン奥地に住むヤノマミ族の人々（**68ページ参照**）をはじめ、塩分摂取量が少ないほかの未開の地の3集団も、血圧値が低かったのです（20～59歳代のヤノマミ族の人々の収縮期血圧値の平均は、男性では101㎜Hg、女性では91㎜Hg）。

このインターソルト研究には、日本からは大阪府の勤務者（筆者が調査しました）、富山県の勤務者、栃木県の住民の3集団が参加しました。24時間蓄尿中のナトリウム排泄量から1日当たりの塩分摂取量を換算すると、男女合計では富山県、栃木県、大阪府の順に多く富山県の男性では塩分摂取量は12・5g、大阪府の勤務者は10・9g

でした。また、韓国は13・2g、中国は天津で14・5g、北京で12・7g、米国人の6集団では、5・0～9・0gでした。このように、日本人、韓国人、中国人の男性の塩分摂取量は、調査した全集団のなかで、塩分摂取量が多いグループに属していることがわかりました。

２０２０年現在でも、日本人の塩分摂取量はあまり大きく変化していません。個人レベルだけではなく、食品製造企業や外食産業に対しても、塩分摂取量を減らすための方策を求めることが必要です。

血圧が低い人は循環器疾患による死亡危険度が低い

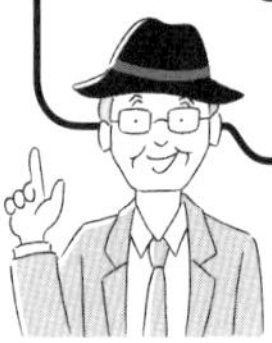

1965年頃、わが国の脳卒中（脳梗塞、脳出血、くも膜化出血など）死亡率は世界一でした。しかし、1965年を頂点として脳卒中死亡率は低下し続け、1990年頃には1965年当時のおよそ5分の1となりました。そのことが大きく影響し、わが国は世界一の長寿国となりました。ワクチンが開発されて、一部の感染症が激減するのとはまったく訳が違い、慢性疾患の代表格である脳卒中死亡率が5分の1まで低下したのは驚くべきことです。

脳卒中の死亡率がここまで低下した原因の一つは、国民の血圧値の低下による脳卒中発症の減少です。実際に、収縮期血圧が180㎜Hg以上の人の割合の推移をみると、1956年から血圧の上昇がみられ、1965年を頂点として、それ以降は低下しています（**図1**）。この、国民の血圧値の推移は、わが国の脳卒中死亡率の推移とよく一致しています（**図2**）。健康日本21の報告では、収縮期血圧が平均値2㎜Hg低下すると、脳卒中死亡率は約6%低下し、心筋梗塞死亡率は4%低下すると推計されています。

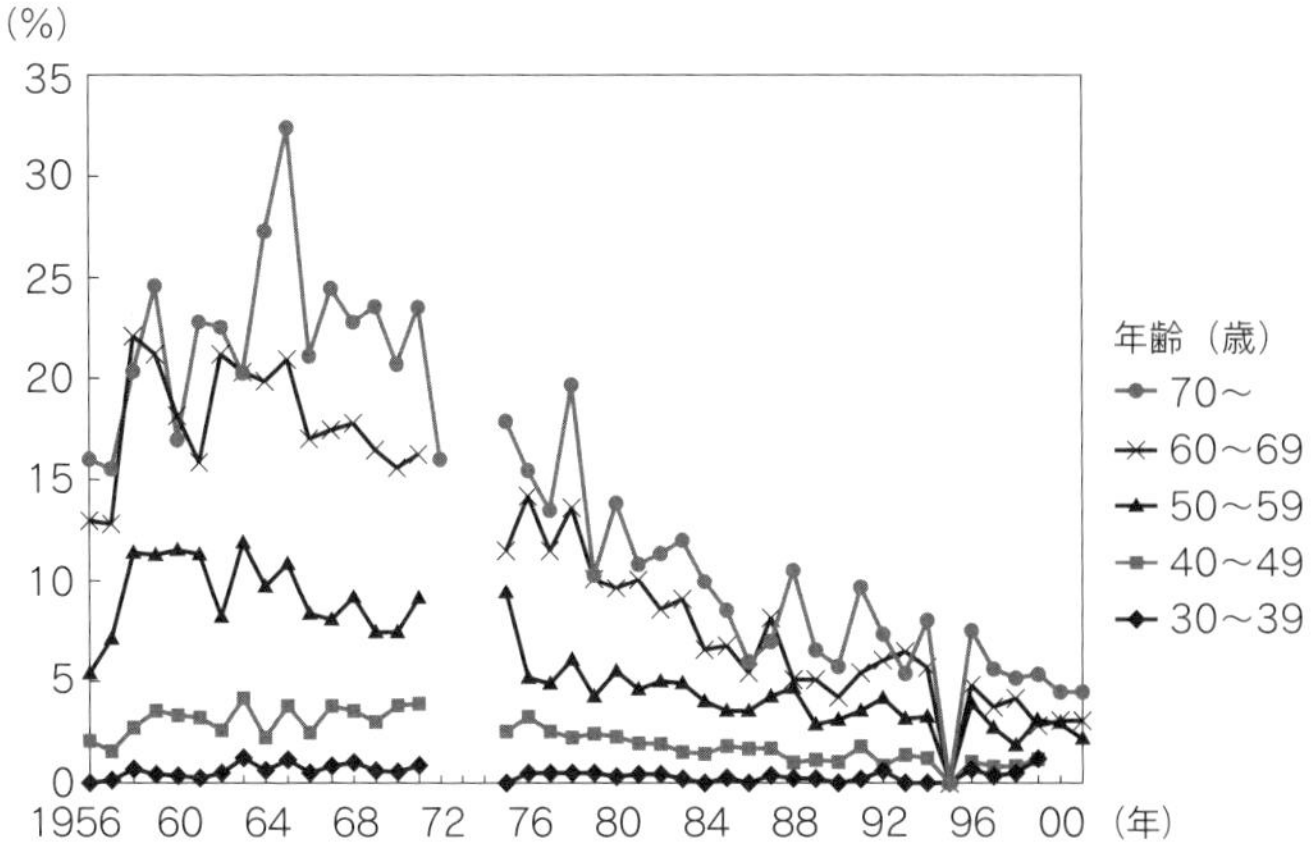

図1a　収縮期血圧が180 mmHg以上の人の割合の推移（日本人男性）

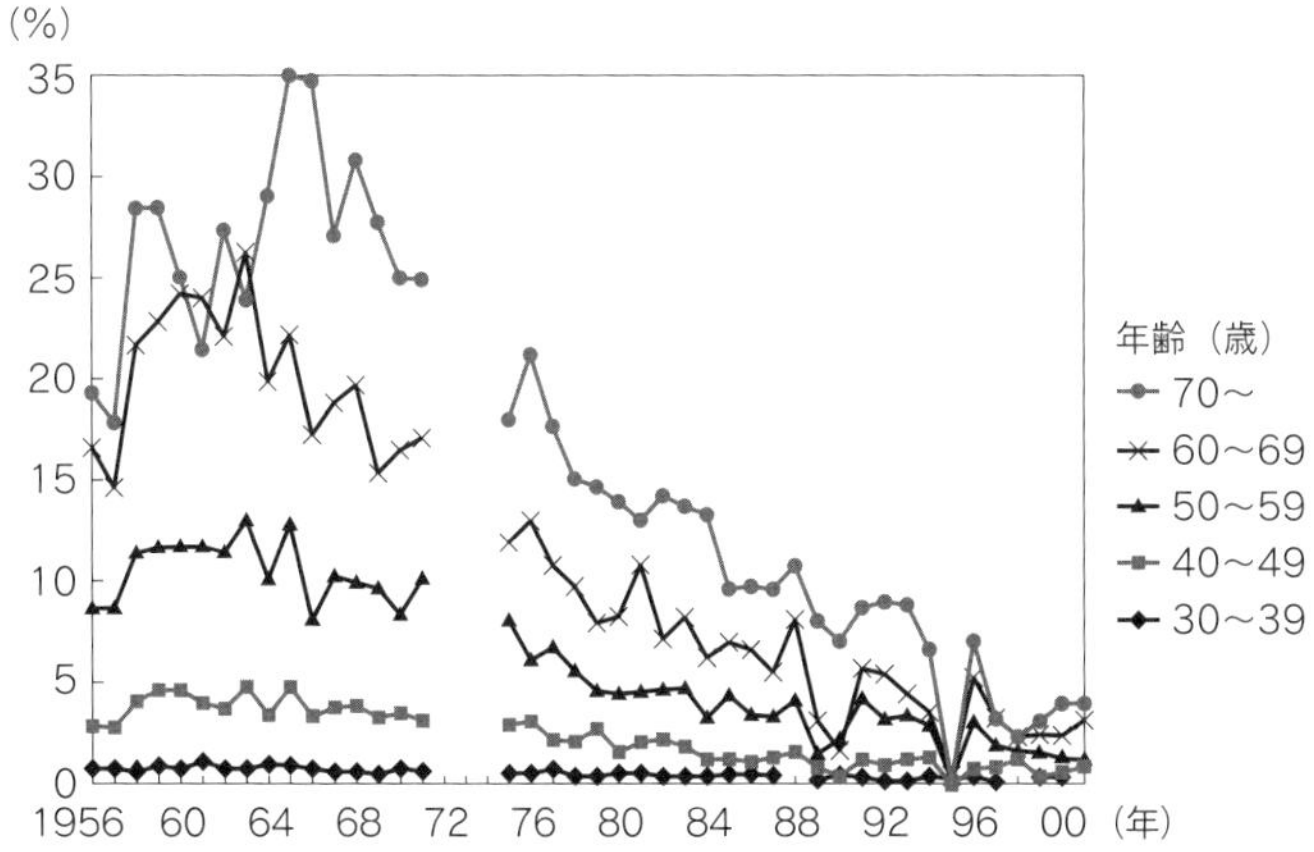

図1b　収縮期血圧が180 mmHg以上の人の割合の推移（日本人女性）

（Ueshima H, et al. J Chronic Dis 1987; 40: 137-147. より作図）

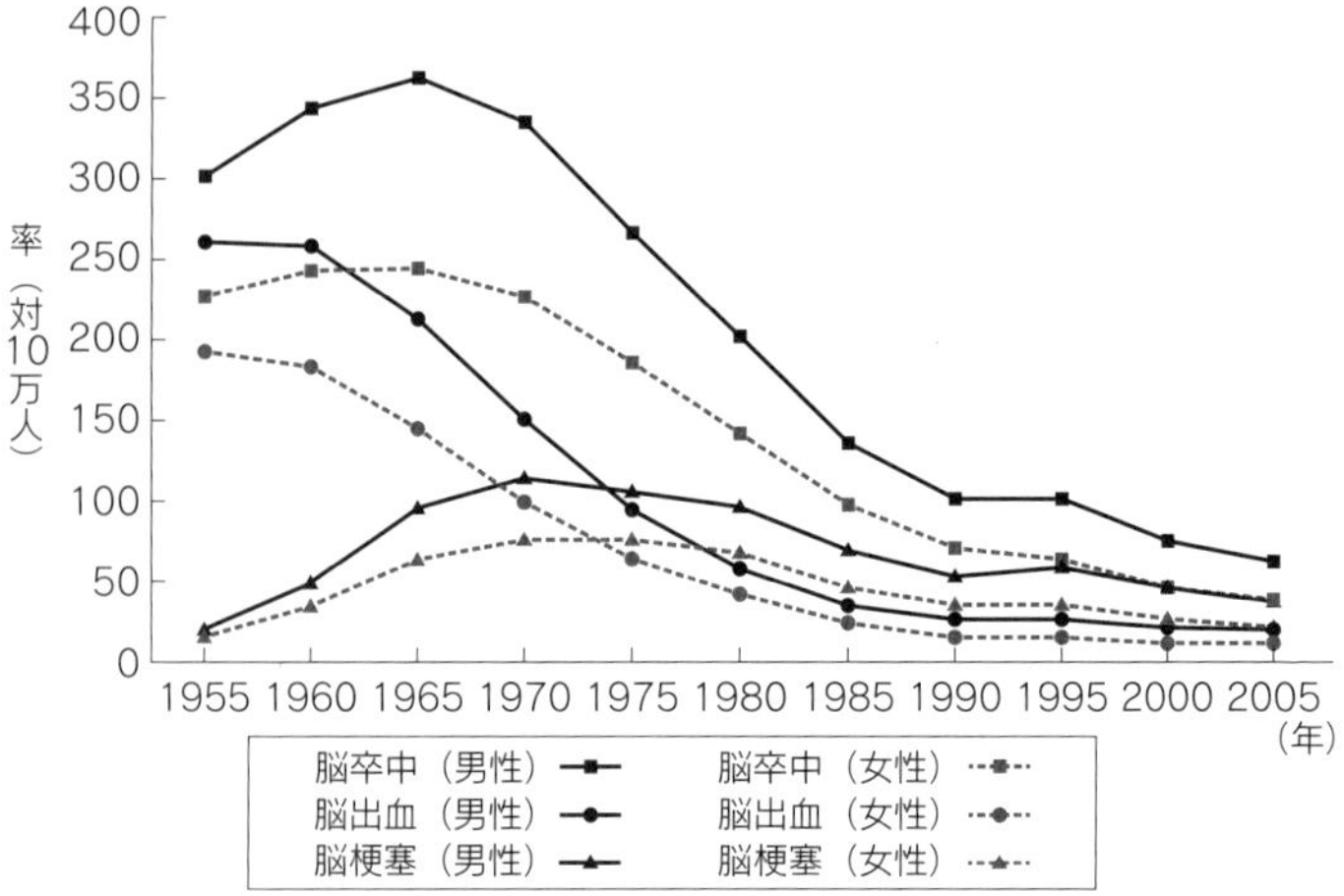

図２　脳卒中・脳出血・脳梗塞による死亡の割合の推移
（厚生労働省．人口動態統計より作図）

●なぜ血圧が高いと脳卒中が起こるのか

高血圧が脳卒中を引き起こす機序について説明します。血圧が高いと血管の内皮が障害され、それがもとで動脈硬化が起こります。脳内では細い血管の壁に壊死（変性して脆弱になる）が起こります。これが、細動脈硬化といわれるものです。ちなみに、この脳内細動脈硬化には、コレステロールの高値は関与していません。そして、この壊死した部分から血液が漏れると脳出血を起こし、そこが詰まると脳梗塞になります。日本人は、かつてはこのタイプの脳卒中が多く、現在でも、脳内の細い血管の壊死が原因の脳梗塞が多いのです。

一方、血中のコレステロール値が高いと、

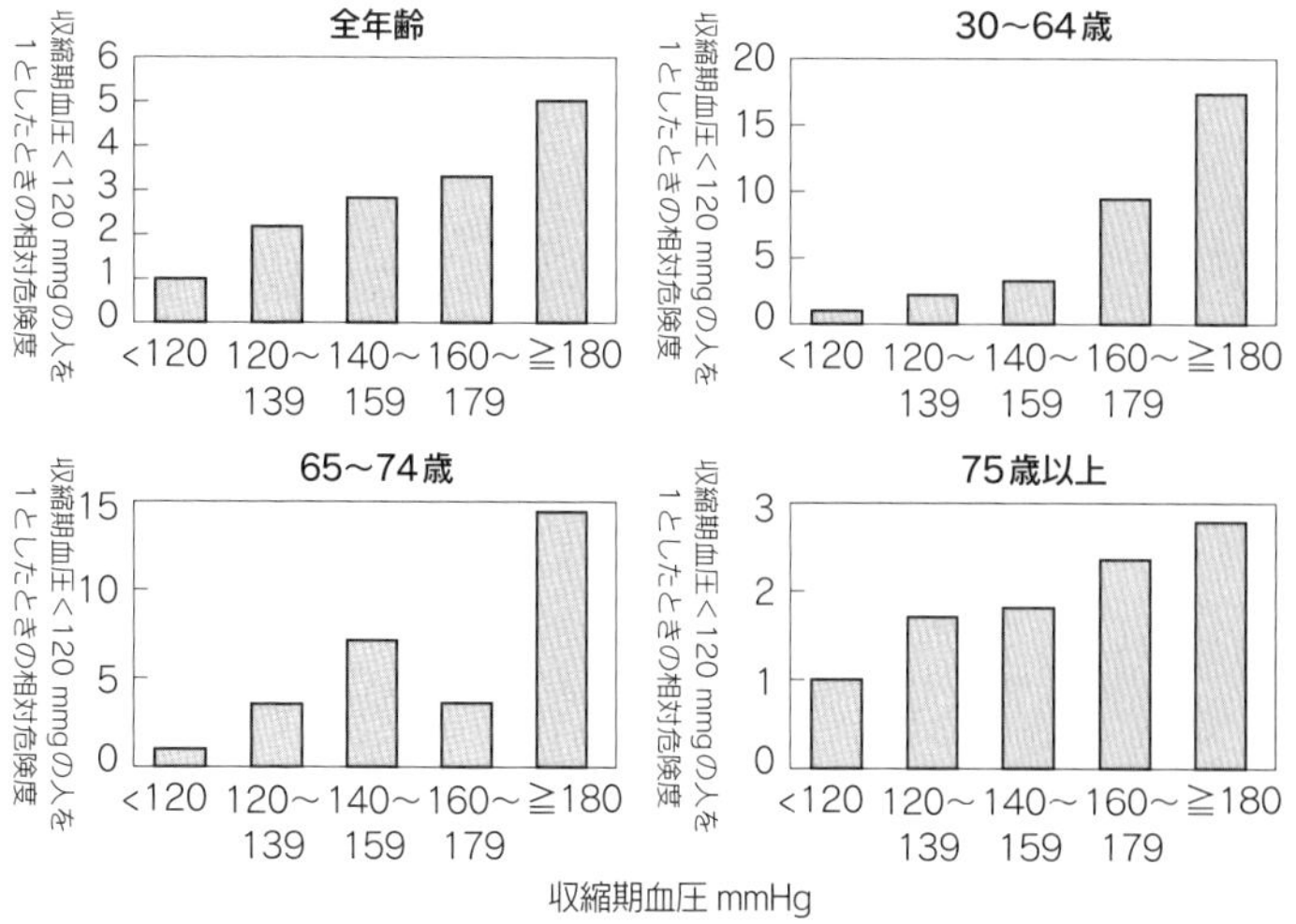

図3　男性の年齢別の収縮期血圧と循環器疾患（脳卒中、心筋梗塞）死亡率の関係（NIPPPON DATA80）

（Okayama A, et al. J Hypertens 2006; 24: 459-462. より作図）

高血圧により障害された血管内皮から血管壁にコレステロールが侵入し、粥状硬化といわれている動脈硬化が生じます。このタイプの動脈硬化は、大きく太い動脈に起こります。また、心筋梗塞を引き起こす、冠状動脈硬化の原因にもなります。喫煙や糖尿病も、このタイプの動脈硬化を起こす大きな要因となります。

●血圧と循環器疾患による死亡との関連

NIPPON DATA80は、国民を代表する30歳以上の男女約

1万人を対象に著者らが中心となり行った、循環器疾患基礎調査に関する追跡調査です。ここでは、血圧値と循環器疾患の関係を紹介します。

この研究では、高血圧の治療を受けていない男性を、収縮期血圧値により5つのグループ（120㎜Hg未満、120～139㎜Hg、140～159㎜Hg、160～179㎜Hg、180㎜Hg以上）に分けて、19年後の循環器疾患（脳卒中と心筋梗塞を合わせたもの）による死亡の危険度を調べました。**図3**の縦軸は、血圧値120㎜Hg未満のグループの危険度を1としたときの、ほかのグループの相対危険度を示しています。どの年齢層でも、至適血圧レベルである120㎜Hg未満のグループが、循環器疾患で死亡する危険度がもっとも低く、血圧値が高いグループほど危険度が高くなっています。とくに30～64歳では、血圧値が160～179㎜Hgのグループは、120㎜Hg未満のグループよりも10倍程度危険度が高いことがわかりました。年齢が高くなるほど、血圧値による危険度の差は小さくなっていますが、どの年齢層でも血圧値が120㎜Hg未満のところが循環器疾患による死亡危険度がもっとも低いことがわかりました。このことは、若齢から高齢まで一生を通じて血圧値が低い人は、血圧値が高い人よりも、循環器疾患を発症する危険性が低くなる可能性を示唆しています。

Dr.うえしまの塩切りレクチャー

果物・野菜が中心の低脂肪食による降圧効果
～Kempner食とDASH食～

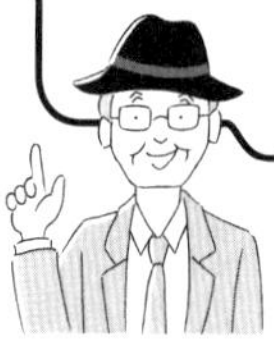

１９４４年にシカゴで開催された米国医師会の総会で、Kempnerは、重症高血圧患者に対するライスダイエットと呼ばれる食事療法により、高血圧、心肥大、眼底変化などが著しく改善されたことを報告し、聴衆はその顕著な効果に圧倒されました。

Kempnerのライスダイエットとは、基本的には米と果物からエネルギーを摂取し、低塩（塩分１日１g未満）、極端な低蛋白・低脂肪の食事療法です。慢性疾患に対して有効な治療薬のなかった当時、食事療法が有効であることを、Kempnerは初めて示したのです。

Kempnerの食事療法の血圧値に対する効果を、今日のより科学的な研究方法により検証したのが、ＤＡＳＨ食試験です。ＤＡＳＨ食試験では、健康な米国人に対して二つの検討を行いました。一つは、野菜・果物が中心の低脂肪食が血圧に及ぼす影響で、もう一つは減塩の効果です。低脂肪食といってもKempner食のような極端な低脂肪ではなく、一般的な米国人の食事による脂肪摂取量を、日本食による脂肪摂取量に減らした程度です。

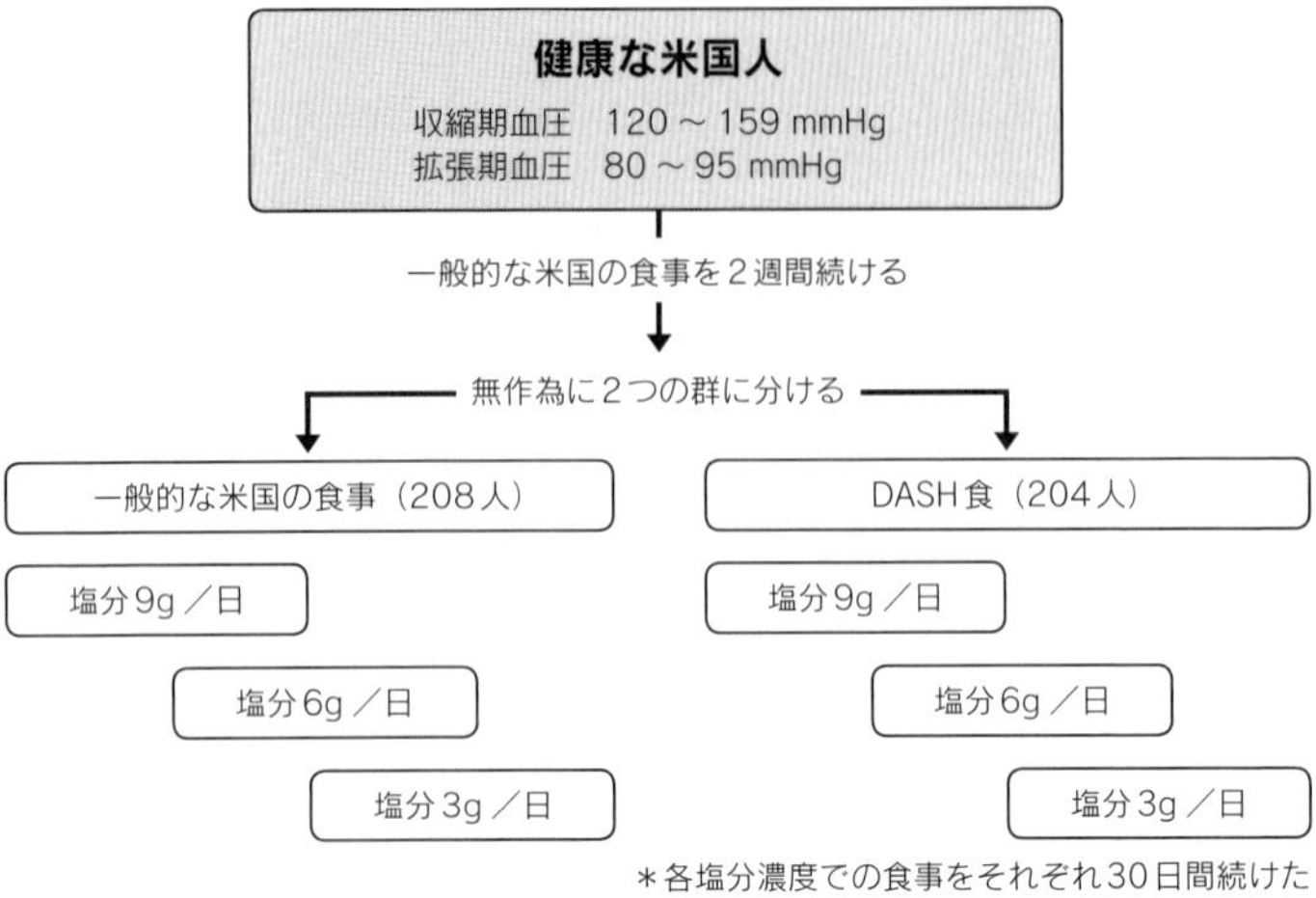

＊各塩分濃度での食事をそれぞれ30日間続けた

図1　DASH食試験の研究のデザイン

まず、健康な米国人を一般的な米国人の食事のグループとDASH食のグループに無作為に分けました。そして、減塩効果の検証は、1日9gから、6g、3gへと減らし、そのときの血圧低下効果をみました（**図1**）。

その結果、一般的な米国人が、普段の食事からDASH食に変えた場合、収縮期血圧は平均で5・9㎜Hg低下しました。また、一般的な米国人の食事でも、DASH食でも、減塩に応じて血圧は低下しました。とくに、一般的な米国人の食事では、塩分を9gから3gに減らすと、血圧が平均で6・7㎜Hg低下しました（**図2**）。

これは、血圧があまり高くない人を対象

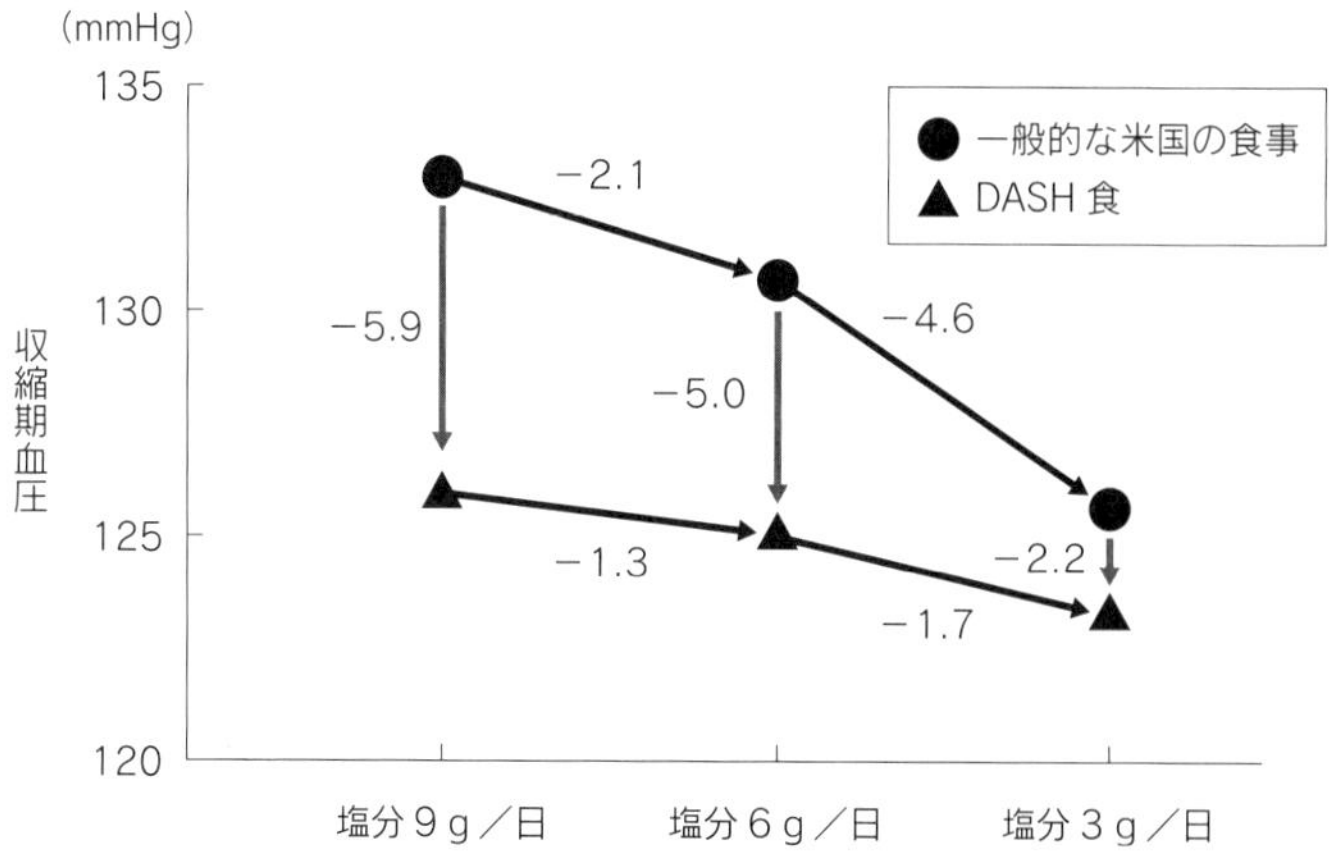

図２　DASH食と一般的な米国の食事における低脂肪と減塩による血圧低下効果
(Sacks FM, et al. N Engl J Med 2001; 344: 3-10. より作図)

にした結果ですので、血圧が高い人ではもっと大きな効果が期待できるかもしれません。

生野菜をたくさん食べる人は血圧が低い
（インターマップ研究）

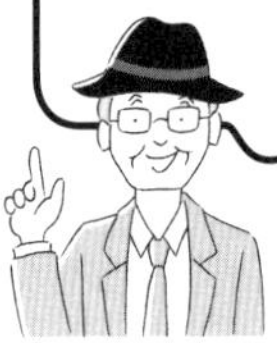

野菜や果物を多く食べると、血圧が低下することはよく知られています。そのメカニズムの一つとして、野菜や果物に多く含まれるカリウムがナトリウムによる血圧上昇を抑制するためであると考えられます。

野菜は生で食べる場合と、加熱して食べる場合がありますが、どのような調理法でも血圧に与える影響は同じなのでしょうか。そのことを含めて検討した、私たちの国際共同研究を紹介します。

インターマップ研究（INTERMAP study）は、日本、中国、英国、米国に住む20～59歳の約5千人の男女を対象に、4日間の栄養調査と2回の24時間蓄尿検査、8回の血圧測定を実施した研究です。そのデータのなかから、米国人を対象として、野菜の摂取量と血圧との関係が検討されました。さらに、生野菜および調理済野菜のそれぞれの摂取量ごとに4つのグループに分けて、グループごとの血圧値を確認し、生野菜および調理済野菜の摂取量と血圧との関係も調べました。なお、血圧に影響を与える要因となる喫煙、飲酒などは、統計学的に取り除いています（調整）。

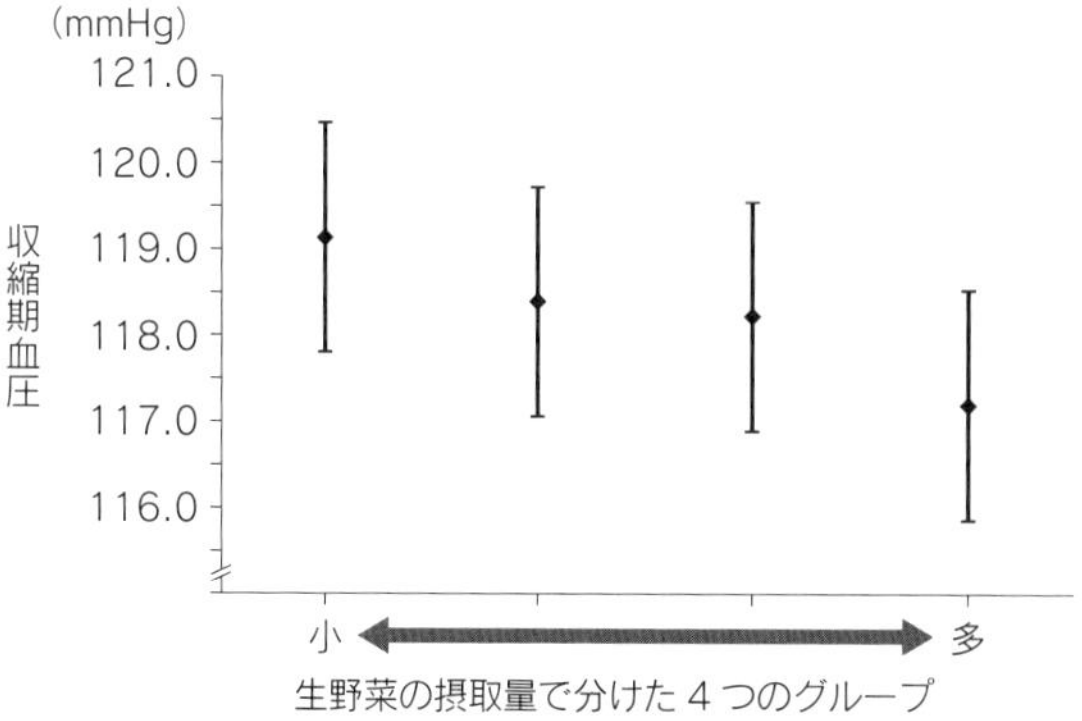

図１　生野菜の摂取量と血圧との関係（インターマップ研究）

生野菜の摂取量ごとにグループ分けをして、それぞれのグループと血圧との関係をみた。血圧に影響を与える要因は調整している（肥満度は調整していない）。肥満度をさらに調整しても、その傾向に変わりはなかった。

（Chan Q, et al. J Hum Hypertens 2014; 28: 353-359. より作図）

その結果、野菜の摂取量が多い人は、少ない人と比べて血圧値が低いことがあらためて確認されました。そして、生野菜および調理済野菜でも摂取量の多いグループほど血圧が低く、とくに生野菜を多く食べる人ほど血圧が低くなるということがわかりました（**図１**）。

また、野菜を食べる量が多い人と少ない人では、ナトリウムの摂取量はほぼ同じでしたが、カリウムの摂取量は異なりました。そのため、尿中のナトカリ比は、野菜の摂取量が少ない人の平均値は３・４で、野菜の摂取量が多い人の平均値より０・９も高い値でした。

生野菜でも調理済野菜でも、多く食べれ

ば血圧が下がりますが、生で食べたほうが効果はより大きいようです。なお、塩分摂取量が多い場合、野菜摂取による血圧低下の効果が弱まるとの報告もあり、注意が必要です（230ページ参照）。

Mini COLUMN

調整の意味

血圧と脳心事故（脳卒中や心筋梗塞などの発症）の関係を検討するとき、あるいは、血圧値から脳心事故が生じる危険度を予測するとき、図に示すように、同じ血圧値であっても、男（線A）女（線B）で、その予測値が異なります（線A、線Bの勾配はほぼ同じと仮定)。そのため、男女の違いを調整して予測することが必要です。では、性別を考慮（性別で調整）せずに、男女を混ぜて血圧と脳心事故の関係を求めるとどのような結果になるのでしょうか。その答えは線Cとなります。血圧と脳心事故の関係性が、線Aと線Bよりも強い関連（線Cは血圧値が高いと危険度がより高くなる）となっています。年齢も同様です。高齢者は若年者よりも常に危険度は高いので、年齢を考慮（年齢で調整）して血圧と脳心事故が生じる危険度の関連性を計算することが必要なのです。

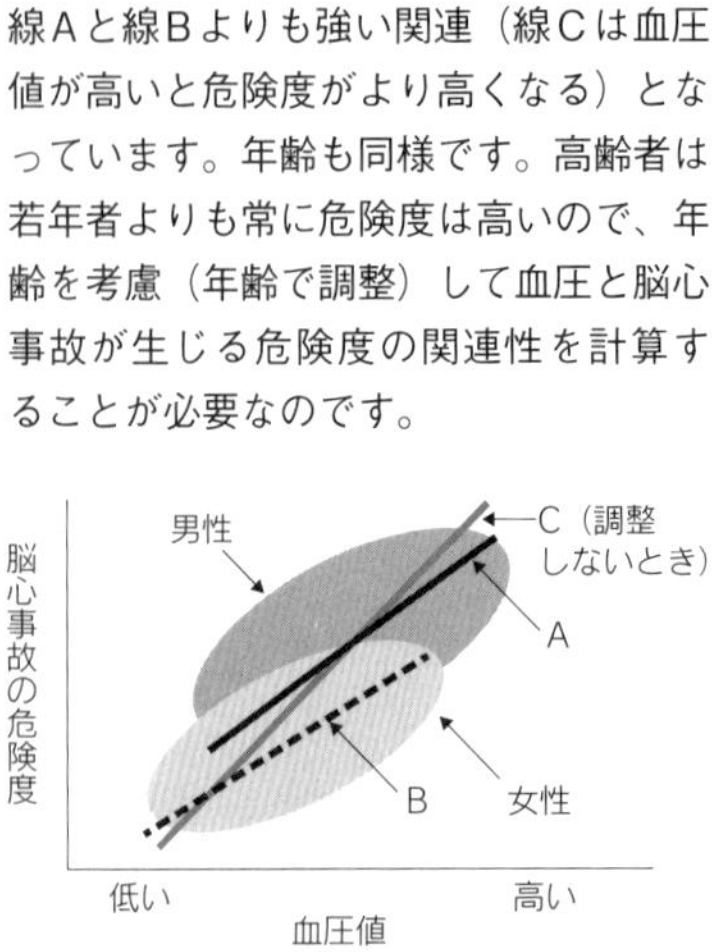

第4章

おいしい！食塩無添加生活 その2

年末年始に増えた体重を食塩無添加料理で元に戻す

2016年
1月16日

昨年の12月からお正月にかけて外泊が合わせて1週間ほどあり、12月の始めは55・7kgであった体重が、1月10日には1・7kgも増えていました（**図1**）。《これはまずい!!》年末年始にエネルギー摂取量が増えただけでなく、塩分の摂取量も普段より多くなりました。そのため、体脂肪と体液量が増えたのだと考えられます。

今まで気づきませんでしたが、短期間に体重が2kg程度増えると、おなかにものが詰まったように感じるようになりました。これは内臓脂肪が増えたせいかもしれません。このまま体重が増加すると、また以前のように、おなかがぽっこりと膨らむ可能性があります。

家庭での食塩無添加生活は何の苦労もなくできますが、体重を減らすためには食事量や間食を減らす必要があるため、私にとってはこちらのほうが難しいです。

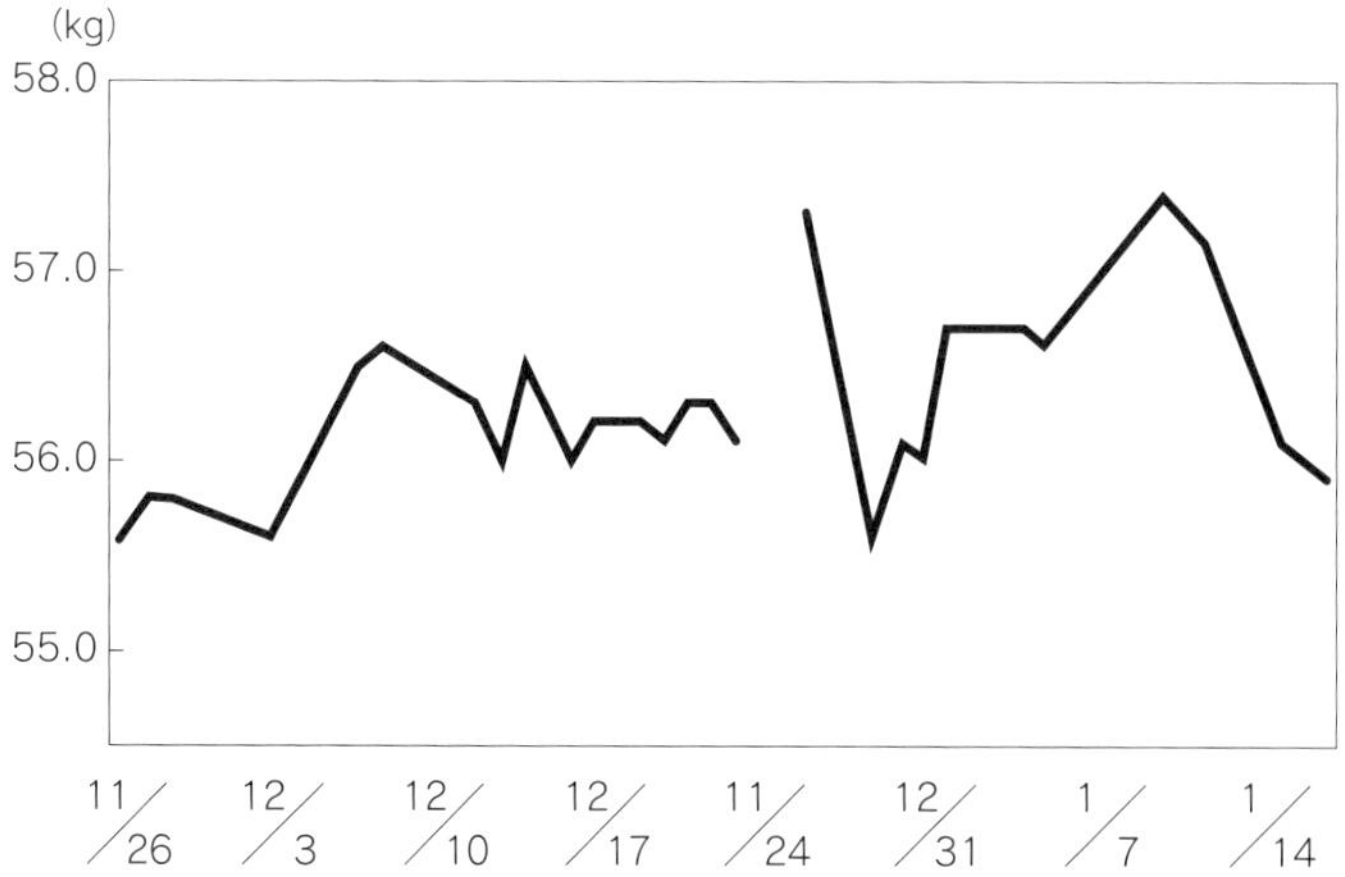

図1　年末年始の体重の変化
体重はすべて起床時に同じ体重計で測定した。

図1に年末年始の体重の推移を示しました。今朝やっと55・9kgとなり、ようやく12月の始め頃の体重に近くなりました。いつもの食塩無添加生活を続けた成果だと思います。さらに、1日1万歩歩くことを目標にして、片道50分ほどかかる釣り具屋さんまでわざわざ歩いたり、四条河原町近辺をウィンドウショッピングしながら1時間以上も歩き回りました。

さて、最後に今年のおせち料理の一部をご紹介します。おせち料理のなかで塩分が入っているものは、好物の「かまぼこ」と「う巻き」です。う巻きはタレのついてない白焼きを使っていますが、卵の出汁に塩が少々入っています。小麦粉アレルギーの孫がいるので、醤油を一切使っていません。醤油には小麦粉が入っているので、妻は特別に注意したようです。その代わり、塩麹※で味付けしたとのことでした。

野菜サラダは、茹で蛸とモッツァレラチーズに少し塩分が入っていますが、ほかのものは無塩です。酢、レモン汁、わさびを使い、アクセントをつけていただきました。

妻が無塩で作ったおせち料理は次のとおりです。

・たたきごぼう　・芋きんとん　・大根なます

・ごまめの無塩バター炒めナッツ和え　・サラダ　・鶏ミンチの海苔巻き揚げ

※塩麹は多少の塩分が入っています。

失敗した料理をおいしく再生

2016年
11月17日

今日は、失敗した料理の再生のお話です。

めずらしく、妻が作った野菜の煮物（無塩）をまずいと思う日がありました。エノキ、もやし、白菜、春雨、豆腐、牛肉を、野菜の水分でそのまま煮たものでしたが、風味と味を感じることができませんでした。「野菜の余分な水分を吸収するために、生の春雨を入れて工夫をした」と言いますが、水っぽくてコクがなく、もやしの青臭さが気になりました。滅多にないことですが、「おいしくない」と言って食べませんでした。

そこで妻は、牡蠣と牛乳を加え、ホワイトソース仕立てにして再生しました。これは、大変おいしかったです。ちょっとした工夫で、無塩でも風味が増しておいしくいただけるよい例でした。

もう一つ紹介する料理は、チヂミ風の鰯つみれです。元々は鰯つみれでしたが、鰯の癖が強く残り、もう一つでした。そこで、妻は、卵を加えてチヂミ風に仕上げました。これも実においしい料理に再生していて、昨日の料理のやり直しであることに気がつきませんでした。脱帽！

食べ過ぎて　朝になったら　ダイエット

上島嘉美（妻）の無塩裏話

これは20年くらい前に、毎朝のように私が夫に言っていた毒舌川柳です。

仕事が忙しく、9時、10時以降に夕食を食べることが多いうえ、大食漢の夫は、ボリュームのある夕食を食べた後に、インスタントラーメンを作って食べていました。すると翌日は、「ダイエットする」と言って少ししか朝食を食べない日が続きます。朝食を大切にしたい私は、しっかり朝食を用意しているので、「もっと食べなさいよ」と言うと、「虐待や」とたくさん作ったことを非難される始末でした。

「よ〜し、そんなら」と、インスタントラーメンを3日間連続で朝食に出したところ、「殺す気か」とのこと。夜遅くラーメンを食べるのと、朝食で食べるのはどちらが身体に悪いのでしょうか、と思ったのですが、理屈は通じません。

今では私が、早起きしてゆっくりと自分の時間を過ごしていると、後から起きてきて、「ご飯まだ？」と催促する夫です。体重も減り、血圧も落ち着きましたが、これは減塩食の効果だけではなさそうです。夜遅く、寝る直前までたくさん食べていた生活が、一番の問題だったように思います。

日本は、まだまだ長時間労働で、遅い夕食をとる人が多いようです。どうしても仕事が終わらない場合は、せめて夕方に軽く何かを食べて、家に帰ってからは、次の日の朝食がおいしく食べられるくらいの量を目安に食べてみるのがよいかもしれません。朝・昼に食べる量が少ないと、夕飯をどれだけ食べても満足しないようです。これは夫だけではなく、一般的な話でもあります。夕食を夜遅くに食べる人や、夜遅くにたくさん食べる人は、翌日の朝食を適切に食べられない事例をよく見かけます。「朝になったらダイエット」は、太りたくない人には、逆効果になるのではないでしょうか。

無塩の水炊きがおいしくなるコツとその利用方法

2017年1月29日

冬は鍋料理がおいしい季節です。わが家ではよく鍋料理をいただきます。もちろん無塩の鍋です。今回は、無塩の鍋料理をさらにおいしく食べるための、ちょっとしたコツを紹介します。

無塩の鍋の作り方は、調味料を入れない、塩分の入った具材は避ける、その他は普通の鍋料理と同じです。野菜や魚介類、肉類のうま味でいただきます。私は、揚げ豆腐を入れるのが好きです。もちろん、豆腐もいただきます。

取り分けた後は、鰹節やとろろ昆布をかけます。とろろ昆布には自然の塩分が少し入っています。鍋の後は、ご飯を入れておじやを作るときもありますが、お鍋の汁で炊いた、かやくご飯もおすすめです。この作り方は、後半の妻の料理解説をご覧ください。

【お鍋の後に残った汁を使ったかやくご飯（上島嘉美）】

鍋は簡単ですが、鍋に残った出汁や野菜などの始末が面倒です。

そんなときに、鍋のなかに、硬くなった冷やご飯や、残り物のきんぴら（ごぼう、セロリ、にんじん、レンコン、ヤーコン）と酢を少々入れ、蓋をして余熱で温めます。最後にとき卵をかけ、再加熱してできあがります。

鍋の具に、無塩の太刀魚のすり身（安全農産供給センター㈱）を団子にして入れてみたところ、粘りが少なく崩れてしまいました。そこで、翌朝は、小麦粉、卵、葱などを足して、すり身団子にしました。これで鍋の後始末は完了です。

上島嘉美（妻）の無塩裏話

別腹は　どれだけ食べても　満たされぬ

食塩無添加生活を3年も続けるなんて、さぞかし意志の強い人だと思う方もいらっしゃるかもしれません。しかし、食べ過ぎが減ったわけでは決してありません。もともと夫は大食漢で、うどんを3杯食べ、家族に呆れられたこともあります。今でも自分で作る無塩餃子は、30個近くぺろりと食べてしまいます（皮は有塩なので、30個で塩分摂取量は約0・4gになります）。以前はご飯もしっかりと食べていました。食塩無添加料理にしてからはご飯のおかわりが減り、麺類を食べる回数も減りましたので、体重は増えずに済んでいます。ただし、お菓子などの間食や食後のデザートの食べ方は変わりません。昔、一緒に旅行した学生さんに、女子高生みたいだと言われたことがあります。2、3時間ごとに何か甘い物を食べて、どれだけ満腹でも必ずデザートを食べます。一度食べ出したら止まりません。

今より10kgほど太っていた頃、食後の血糖値が高かったことがあります。この頃は、食後の高血糖に伴いインスリン値が正常の数倍上がる状態で、２、３時間すると低血糖を起こしやすいタイプでした。そのため、低血糖が原因で甘い物を食べるのかとも思いましたが、いまの様子を見ていると〝糖質依存症〟のように感じます。インスリンの出過ぎも体重を増やしたり、血圧をあげたりする働きがありますが、「わかっちゃいるけど止められない」脳内麻薬エンドルフィンによる依存症なのか……おそらく後者でしょう。

ちまたではダイエット情報が溢れていますが、ほとんどの場合リバウンドします。これはきっと糖質依存症のためかも知れません。依存を断ち切るのは、なかなか困難なことだと思います。

無塩カレーライスに挑戦

2017年
2月26日

私はカレーライスが大好物です。しかし、食塩無添加生活を始めてから、久しくカレールーを使ったカレーライスを食べることがありませんでした。ここ2、3日妻の外出が続き、《よし！　今日は一人で無塩カレーライスを作ってみよう！》と思い立ちました。

カレールーを使わないので、《どうしたらできるかな》とよく考えましたが、難しくはありませんでした。いつものようにじゃがいもや玉葱、人参などの具材を炒め、そこへ無塩トマトジュースを注ぎ、好物の牡蠣、海老を入れて、煮込みます。そしてカレー粉（ルーではありません）を入れて、とろみを付けるために片栗粉少々と小麦粉を入れました。できあがった海鮮カレーは、トマトジュースの赤味とカレー粉の色で普通のカレーライスのように見えます。これで、《カレーが食べたい！》

という欲望を十分に満たしてくれました。73歳の爺さんでも簡単にできました。

久しぶりに二八蕎麦を打つ

2017年
3月16日

永らく手の具合が悪く、5年以上蕎麦を打っていませんでした。嬉しいことに、最近は具合がよくなり、片付けてあった道具を探しだし、蕎麦粉を発注して、二八蕎麦※を打ちました。手打ちうどんと違い、手打ち蕎麦は塩水を使いませんので、無塩でできます。昆布と鰹の出汁を使った無塩のつゆは、事前に作り、冷やしておきました。

久しぶりの蕎麦切りでしたので、できあがりは少し太めになりました。無塩のつゆに刻んだ葱とわさびを入れて、二八蕎麦を堪能しました。試しに、醤油を少し入れて食べてみましたが、その必要はありませんでした。

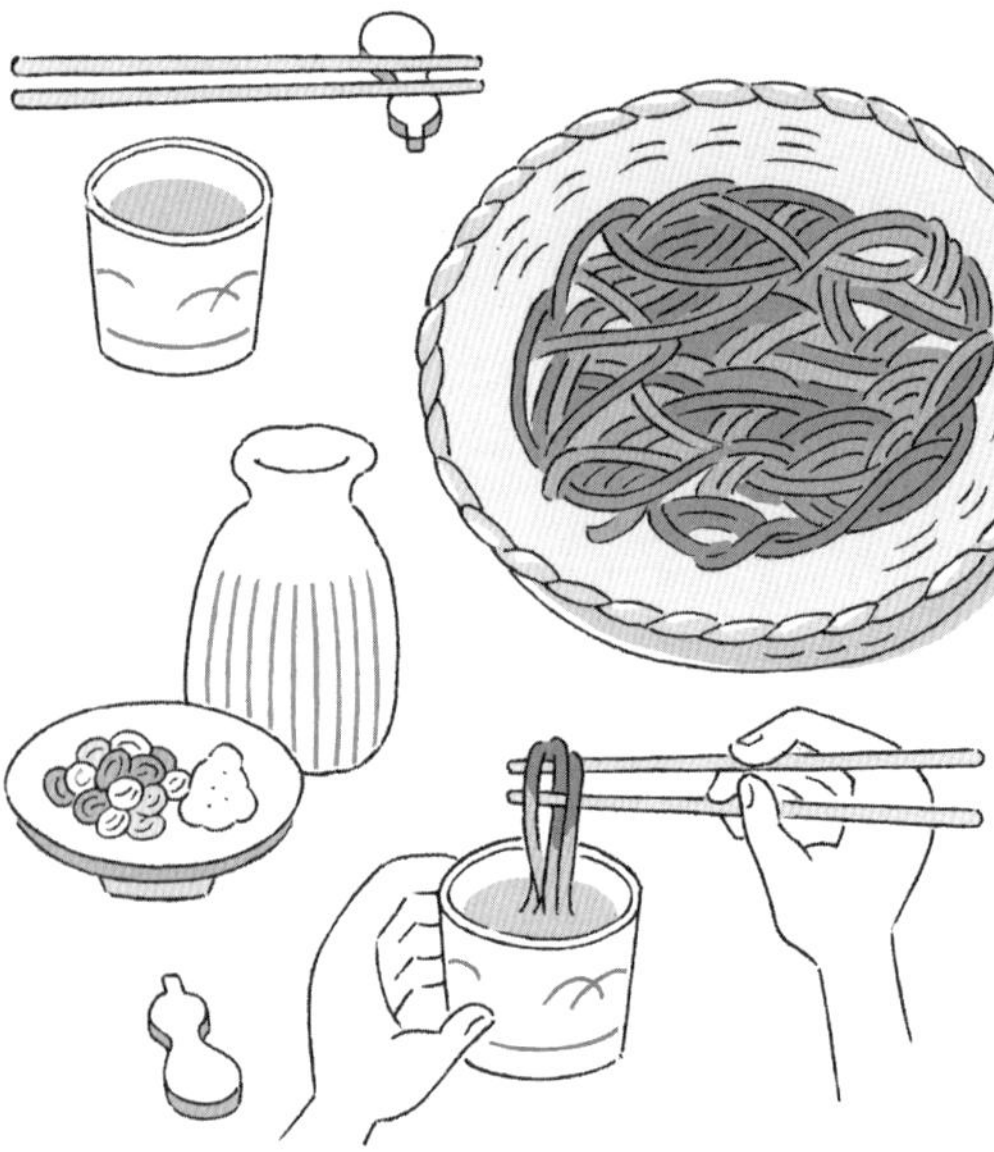

最後は蕎麦を茹でたあとの蕎麦湯に無塩出汁を少しだけ入れて、いただきました。蕎麦の風味をたくさん堪能することができました。

※小麦粉と蕎麦粉の割合が2：8になっている蕎麦。

上島嘉美（妻）の無塩裏話

味が濃い料理は太りやすい？

自分で決めたこと、たとえばブログで食塩無添加生活を公表するようなときには、きっちりとしていますが、日常生活は、まだまだ自分に甘く、甘い物好きの夫です。最近は糖の吸収を遅らせるために野菜を先に食べることがすすめられています。実践されている人も多いようですが、夫にはなかなかできません。ご飯が大好きな夫は、食事中、左手からご飯茶碗を離さず、「行儀が悪いのではないの」と言うと、おかずの受け皿変わりだとのこと。温泉旅行に行ったとき、ほかの泊まり客の食べ方を観察しましたが、茶碗を手から離さずに食べている人は誰もいませんでした。

２０１３年に和食が世界遺産に登録され、巷では和食がブームのようです。私たちの世代は、ご飯とおかずをしっかり食べるように教育されました。味がしっかりとついたおかずと白いご飯は相性がよく、料理番組でも、「ご飯がすすむおかず」

がたくさんあるようです。しかし、味の濃いおかずで、ご飯をたくさん食べるのは、一番太りやすい食べ方です。無塩・減塩を心がけるためにも、懐石風におかずを先に食べて、最後に少しだけご飯を食べるのはいかがでしょうか。

上島嘉美（妻）の無塩裏話

残り物の野菜でボリュームたっぷりチャーハン

夫は炭水化物が大好物です。今は麺類を控えていますが、どれだけたくさんのごちそうを食べて、おなかがいっぱいになっても、3食ともご飯とデザートが欠かせません。すぐにおなかをすかせて食事を急かせる夫ですが、自分ではなかなか食事の支度をせず、少し待たせるとおやつを食べたり、先にご飯を食べたりします。私はおなかが膨れると、ご飯は食べなくてもよいほうです。ご飯を炊くのとよそうのは、夫の仕事にして、ご飯をあとで食べることが増えました。

1合のご飯を朝昼晩の3食で食べていますが、少し残ったときは残り野菜をたくさん入れてチャーハンを作ります。具だくさんでかさが増えると、ご飯の量は少なくても満足するようです。

東京への日帰り出張の時に、新幹線で駅弁を食べることがあります。駅弁のご飯を少し残してきたときは、翌日、チャーハンを作ります。50gくらいのご飯でも、野菜、肉、卵などをたくさん入れると、夫も満足できる、栄養たっぷり、ボリュームたっぷりのチャーハンができます。家庭菜園をしていますので、出来損ないの野菜、硬い野菜、残りくずなどがたくさんあります。硬い野菜も、みじん切りにしてチャーハンに入れると食感がよくなるため、硬い物が苦手な夫も喜んで食べています。残り物やあるものを使って作ることが、家庭料理を飽きずに楽しめる理由かもしれません。夫の料理の課題は、「今あるものを利用し、工夫しながら最初から最後まで作る」だと思います。私から見るとまだまだです。

汁物、カレーライス、チャーハン、何でも食塩無添加でおいしい

2018年
2月15日

私は食いしん坊のため、外泊が続き外食する機会が続くと、エネルギーと塩分の過剰摂取で、一時的に体重が増えます。0・5〜1kgくらい増える時もあり、もとに戻すのに、最低3、4日はかかります。この前は1週間以上かけて、やっとの思いで、基準の55・5kgに戻しました。

さて、食塩無添加生活を始めた当初は、ほとんど食べなかった汁物や麺類ですが、今は、つゆも鍋の汁も自然の食材からの塩分のみなので、遠慮なく飲み干しています。しかし、麺類の場合は麺もつゆもまったくの無塩だと少し味気ないので、どちらか一方を無塩にしています。通常の麺類は、1食分1g弱の塩分が入ると考えてください。それでも、WHOの1日5g未満とする基準は優に達成できます。

今朝は、昨夜いただいた、牡蠣と鱈の鍋の出汁（もちろん無塩）に、冷やご飯と

卵を加えておじやにしていただきました。うま味たっぷりで朝から贅沢なお料理でした。

お昼は、好物のキツネうどんを無塩のつゆで堪能しました。昆布と鰹でとった無塩つゆは全部飲み干しましたが、塩分摂取量は1g未満です。七味をたっぷりふりかけていただきました。

鍋で焼くチャーハン
〜なんでも試みよう！〜

2018年
2月27日

この頃、妻が家を留守にすることが多かったり、家にいても、古布での針仕事に没頭していたりして、食事準備の5割程度は自分ですることが多くなってきました。自立訓練と称して〝やらさせられていた〟頃とは違い、今はそれが日常となっていて、とくに抵抗感はありません。戦後の貧乏暮らしを思い浮かべ、小銭を持って近所の市場に買い物に出かけるのも楽しみの一つになっています。

さて、今日の料理は鍋で具材を煮るのではなく焼いてみました（鍋で焼くと油が周りに飛びにくいので、やってみました）。野菜、キノコ、油揚げ、鰆、じゃがいも、鶏肉を焼き、そこに冷やご飯を入れて、チャーハンの完成です。七味や山椒を振りかけていただきました。オリーブオイルを引いて焼いたので、その香りを感じることができました。

上島嘉美（妻）の無塩裏話

自律神経の乱れは「血圧サージ」？

70代になり、食事や生活習慣がその人の心身を作りあげているということをますます実感しています。好みは変わっていくけれど、生活習慣は簡単には変えることはできません。悪いと言われていることでも、自分がその気になってしっかり変えようと決意し、努力しないと変えることは難しいようです。夫の場合は、塩分が血圧と心臓病に一番悪いと考え、無塩食を始めました。自分の仕事にも関係しているうえ、周りに公言したこともあり、自宅での無塩食はしっかり続けています。ただ、それだけで血圧が正常になるわけでもないし、健康になるわけでもないのに、そのほかのことは、なかなか変えようとはしません。以前よりも自由時間が増えて、釣りを楽しむ余裕もできました。しかし、もともとは交感神経優位、過緊張で、すぐに頭に血がのぼるタイプです。これは最近、問題視されている「血圧サージ（血圧が急上昇すること）」を起こす原因の一つになっているのではないかと考えています。また、不眠や頻尿、食事の不規則、糖質依存なども血圧サージに関係すると考えています（血糖が下がるとイライラしやすい）。しかし、夫の不眠症は、長年の生活習慣から来ているのかもしれません。仕事の関係上、長時間のパソコン使用や会議、出張では長時間座りっぱなしで、つねに締め切りに追われているような時間に余裕のない生活でした。今は仕事からはかなり解放されましたが、未だに何かに追われているように、気持ちの余裕がなく、体内時計が狂ったままのようです。

第5章

「減塩有害説に惑わされるな！」

どうすれば減塩が可能になるか？

2014年
7月30日

料理に塩を使わないようになってから、はや5ヵ月が経過しました。妻は、血圧が低いにもかかわらず、私とほぼ同じような食事をとってくれています。猛暑となり、塩分を摂取せずに大丈夫なのか、と思われる方もおられると思いますが、通常の発汗程度ではとくに問題はなく、水分のみを補給しています。先日、夏期休暇をとって釣りに行き、この夏一番の汗をかきました。その時は、お茶や水、スポーツドリンクを合わせて2リットルほど補給し、昼食は久しぶりに回転寿司で寿司を8個いただきました。もちろん、醤油は使いません。さらに、5ヵ月ぶりに、かき餅を2枚いただき、塩分を補給しました。ペットボトル1本のスポーツドリンクには、0.5g相当の塩分が入っています。これは、ハム1枚分程度の塩分量です。

このような生活を続けていると、通常の減塩は意外と簡単だと思うようになりました。減塩のコツは次のとおりです。

1 魚や鶏肉は、そのまま焼く
2 卵は目玉焼きにする（もちろん、茹でても生でもよい）
3 野菜は、炒めても、生で食べても、塩分は不要
4 野菜は、油を使って炒めたり、揚げ物にする
5 天ぷらは、塩、つゆを使わない
6 牛乳を使う（グラタン、シチューなど）

以上のことに加えて、塩分を多く含む加工保存食品に気をつけて、塩分を含まない香辛料（七味、わさび）や酢、柑橘類をうまく使うと、塩分摂取量は1日6g未満になると思います。市販の練りわさびは、若干塩が入っていますが、気にする量ではありません。

減塩の初級から上級を試みるススメ

2015年
3月13日

私の家庭での食塩無添加生活をその程度で表すと〝上級〟と言えます。昨年の3月までは減塩を心がけるという程度で、「とくに塩辛いものを避ける」「料理を薄味にする」「外食の時は薄味のものを選ぶ」「味がついている料理には醤油を使わない」くらいでした。この程度の減塩を〝初級〟と定義すると、上級と初級の中間が〝中級〟と定義できます。かつての私は、初級から中級をうろついていました

世界保健機関（ＷＨＯ）は２０２５年までに世界各国の塩分摂取量を1日5g未満にすることを目標に掲げています。これは、中級から上級レベルの減塩に該当するのではないかと思います。私が実践する食塩無添加生活では、塩分摂取量は1日3g程度になります。料理に少し調味料を使う、あるいは、家では食塩無添加を原則として、1日1食は外食になるような場合が中級に該当し、これでやっと塩分摂

取量が１日５g未満程度になるのではと思います。私も未だに外食が多く、そのような日は、普段の塩分摂取量の倍近くは摂取していると推測しています。

減塩を実践しようと思っておられる方、あるいは、何度か試みても失敗しておられる方は、まずは初級から始めて、次は思い切って上級を試してみられてはいかがでしょうか。家庭での食塩無添加生活に外食の機会が加わると、結果的に中級となりますし、１日５～６gを継続できる食習慣が身につきます。食塩無添加食のコツは１０９ページの日記のなかに書いてあります。これは要するに、「極力料理をしない」「食材のうま味をいただく」ということだと思います。

私が料理した本日の昼食の一品は、調味料を加えずにフライパンで炒めただけの牛肉、生野菜のサラダ、食塩無添加トマトジュースです。これにご飯を一膳いただきました。

週刊誌記事、"アメリカでは高血圧の塩分犯人説は終わっている"は本当か？

2016年
12月7日

このところ、週刊誌に「減塩は有害」であるかのような記事が掲載されています。このようなことは、今に始まったことではなく、これまでも周期的に繰り返されてきました。日本の週刊誌だけではありません。１９７９年にアメリカの有名な雑誌タイム誌でも、塩分と高血圧との関係を否定するような意見が取り上げられました。私は、食塩無添加生活を実践している立場からも、また、循環器疾患の疫学を専門とする研究者の立場からも、これらの記事の誤りを指摘しておかねばなりませんので、今回はそのことについて述べたいと思います。

◆産業界への忖度

アメリカの次期大統領（当時）のトランプ氏が「地球温暖化は産業活動の影響で

はない、自然現象だ」と断言したことに対して、世界でもっとも権威のあるアメリカの科学雑誌サイエンスが、「科学的根拠に基づいた発言をして欲しい」と異例の警告を発したのは２０１６年のことです。産業界ではつねに利害が対立しており、トランプ氏の発言のようなことがしばしば起こります。世界中のたばこ産業界が、「喫煙による健康障害の証拠はない」と長年言い続けてきたのと同じです。タバコ産業は資金に任せて財団を作り、シンクタンクを作って研究者を雇い、研究資金を提供し、タバコの害を明らかにしてきた研究に対して、ことごとく難癖を付けて来た歴史があります[1]。

◆記事の根拠となった論文

では、〝アメリカでは高血圧の塩分犯人説は終わっている〟という趣旨の記事は本当でしょうか。この記事はStaessen[2]やYusuf[3]らの論文がもとになっていますが、このような論文は、前述のタバコの例と同じ文脈にあります。また、研究論文に対して、驚くような勝手な解釈をしている医師や研究者、雑誌記者が週刊誌の記事にかかわっているようです。

まず、私は週刊誌に取り上げられたインターソルト研究に現在も参加していますが、週刊誌の記事にあるような趣旨である〝塩分摂取量と血圧は関係ない〟という内容の論文は一度も公表していません。週刊誌の記事は、公表した結果とはまったく反対で、明確に間違っています。

また、Staessenらの論文は、疫学分析手法が誤っています。[4] 彼らの論文は、10年間も調査年次が異なる、質の異なる二つの集団を単純に統合して分析しています。これでは、何をみているのかわからなくなります。

また、塩分摂取量の低いところでは循環器疾患発症率が少し上昇するという論文を発表した、Yusufらの論文は、塩分摂取量の推定値の算出根拠が誤っています。彼らの論文では、スポット尿（1回の随時尿）から塩分摂取量を推定していますが、この方法には大きな誤差と偏りがあることがまったく論じられていません（わざとであろうが）。標準的な塩分摂取量の推定方法は、24時間蓄尿中のナトリウム量から計算する方法です。しかし、この研究はそれを行っていません。したがって、塩分摂取量の推定が不正確です。ちなみに、1日7gの塩分摂取量とされているところは、算出根拠の論文をみて修正すると、2・5gぐらいでした[(5)]。

私の見たところ、彼らが、死亡率が上昇するとした塩分摂取量は、前述のとおり見かけ上の測定の偏りを補正すると、3g未満からゼロに近いところでした。仮に、この塩分摂取量の極めて少ないところの死亡率が少し上昇していたとしても、もともと具合の悪い人が極端に減塩していた可能性を否定できませんので、因果関係は不明です（162ページ「因果の逆転」を参照）。

◆極端な減塩が人体に有害かどうか

塩分を減らすと血圧が低下することには、塩分擁護派も反論していませんし、私自身もそのような成績を発表しています。この点に関しては、科学的な論争はないと言えます。問題は、「極端に塩分摂取量が少ない場合でも健康に害はないのか」という点です。これまでに、24時間蓄尿検査によって塩分摂取量を正確に測定した研究から、そのような結果は報告されていません。しかし、この点に関してはもう少し研究が必要です。いずれにしても、普通に食事ができる健康な人では極端な減塩をしても害はない、というのが世界的な考えです。つまり、普通に食事をしていれば、塩分摂取量1日3g未満になることはほとんどないからです。多くの食品には、ナトリウムなどのミネラル分が含まれています。仮に塩を料理に使わなかったとしても、食品を摂取するだけで、ナトリウムを摂取しています（66ページを参照）。

◆減塩有害説に惑わされてはいけません

ここまではっきりといえることは、減塩は有害であることを示すような質の高い論文、信用するに足る論文は今までにないということです。有名な医学雑誌に掲載されていても、信用するに足るかどうかは、しっかりとその論文を吟味し、誤りや問題点がないか確かめることが重要です。論文の結果だけを物知り顔に吹聴する人に騙されてはいけません。

タバコ規制に抵抗したタバコ会社のように、一部の食品産業は研究者を抱き込み、減塩有害論を支援していますが、そのような研究者はすぐに正体を暴かれます。

最近では、前述のYusufらの研究グループが、食品業界から多くの研究費をもらい、それを論文で開示していなかったことが同じ国の研究者から暴露されました(6)。

◆世界中で減塩運動が推進されています

英国の最新の食事ガイドライン（２０１５年版）(7)では、塩分の過剰摂取を改めるように記載されています。そして塩分摂取量を減らすことで血圧が低下することを繰り返し強調しています。日本の厚生労働省の〝健康日本21（２次）〟では、国民一人当たりの塩分摂取量を１日８ｇ未満にすることを推奨していますが※、アメリカでは、１日のナトリウム摂取量を２４００㎎（塩分６ｇに相当）未満にすることを推奨しています。また、世界保健機関（ＷＨＯ）では２０２５年までに世界の人々の塩分摂取量を１日５ｇ未満にすることを呼びかけています。この呼びかけは高血圧ではない人にも当てはまります。

減塩のためには個人の努力だけでなく、加工食品に含まれる塩分も減らす必要があります。これには、食品産業界の協力が必要です。最近では、多くの減塩食材や加工食品が販売されるようになり、レストランでも塩分含有量が記載されるようになりました。

国民の一人ひとりの努力で塩分摂取量を少しでも減らし、血圧の上昇を抑制することで、血管の老化を防ぎたいものです。それが健康寿命を延ばすことに繋がります。

(1) ナオミ・オレスケス、エリック・M・コンウェイ著、「世界を騙しつづける科学者たち（上下2巻）」福岡洋一訳、楽工社

(2) Stolarz-Skrzypek K, Kuznetsova T, Thijs L, et al. Fatal and nonfatal outcomes, incidence of hypertension, and blood pressure changes in relation to urinary sodium excretion. JAMA 2011; 305: 1777-1785.

(3) O'Donnell M, Mente A, Yusuf S. Sodium intake and cardiovascular health. Circ Res 2015; 116: 1046-1057.

(4) 上島弘嗣．減塩は有害とする論文への批判．医学のあゆみ 2012; 241: 1103-1107.

(5) 上島弘嗣．（特集）動脈硬化と食事．わが国の動向：食塩の過剰摂取問題を巡って．動脈硬化予防 2017; 16: 5-12.

(6) Campbell NR. Dissidents and dietary sodium: concerns about the commentary by O'Donnell et al.

Int J Epidemiol 2017; 46: 362-366.
（７）米国農務省（ＵＳＤＡ）／米国保健福祉省（ＤＨＨＳ）: 2015-2020米国民向け食事ガイドライン 2016.

※厚生労働省、「日本人の食事摂取基準」策定検討会報告書．日本人の食事摂取基準（２０２０年版）では、成人男性は１日７・５g、女性６・５gを基準値としている。これは、「これ未満がよい」という値である。

食塩無添加料理は男の自立訓練にもってこい

2017年
5月16日

このところ、食器洗いは私の仕事となりました。以前は、「食器洗っといて」と言われると、「邪魔くさいな」と思ったものですが、最近は夜遅くなってもいつの間にか洗い場に立っています。元はと言えば、男の自立訓練と称して妻が〝命令〟したものです。不思議なことに、日常化すると、めんどうくさいという思いは消えてしまいました。

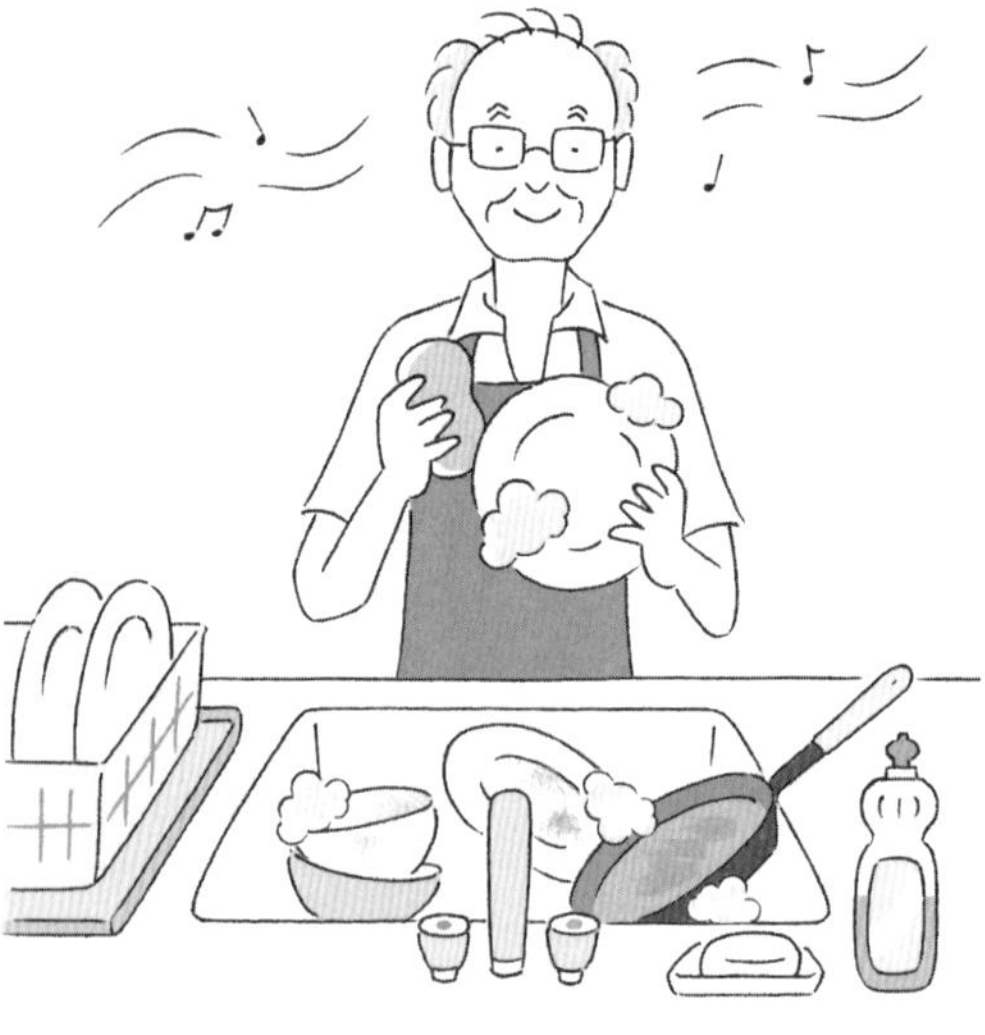

これは料理も同じです。妻がいないときには外食しようという思いよりも、塩分を節約しようという思いが先に立ちますし、調味に工夫は要らないので、料理を作ることへの負担感がありません。今日は野菜の炒めものに、うま味たっぷりの海老を加えました。

上島嘉美（妻）の無塩裏話

俺が先 妻倒れること 想定外

食事の用意はできていて当たり前、家は整っていて当たり前、男性が家事をするとは考えてもいなかった世代です。私たち夫婦は共働きだったのに、夫は自分が家事をするなどとは思ってもいなかったようでした。定年退職後、自由時間が増え、家で過ごすことが多くなってきました。そのため、家庭内での自立、認知症予防のためにも、まずは料理と片付けができることが必要だと思い、家での自立訓練を始めました。３、４年経ってようやく子供の手伝い程度から脱却してきたところです。

夫は自分の年代でこれだけ料理が出来る人はそういないと誇り、人にも言っているようです。高齢社会になり、定年後の時間が長くなりましたが、家事に定年はありません。90代の母親が60代の定年後の息子のために食事を作っているという話を聞いたことがあります。いつまでも妻ができるわけでもないのに、まだまだ日本では女性が家事をするのが当たり前になっている家庭が多いようです。

40年前、アメリカに行った際に、料理も片付けも毎日旦那さんがやっている家庭に招かれたことがあります。仕事のため、後から帰ってきた旦那さんが食事の支度をしていて大変驚きましたが、アメリカでは珍しくないようでした。実際にやってみて初めて、家事の大切さ、毎日続けることの大変さがわかるはずです。食塩無添加生活を始めたことが、料理を始めるきっかけとなったことが何よりでした。

減塩有害説に惑わされず減塩継続を

～牡蠣鍋がうまい!!～

2018年
1月27日

ありきたりで常識的なことをいっても、雑誌や本は売れません。したがって、「減塩は有害である」などと銘打った本や雑誌はよく売れます。医学雑誌も同様で、「減塩は有益である」という論文は、「なにが新しいの？」との印象を与えます。

世界保健機関（ＷＨＯ）はじめ、主要各国の高血圧治療と予防のガイドラインでは、減塩の重要性を第一に掲げています。もちろん、医学の教科書にもそう書かれています。

今日は、冬の定番、一人牡蠣鍋を紹介します。誠に単純、一人鍋に牡蠣、豆腐、野菜、きのこ、わかめなどの具材を入れて、何も味付けせずにただ煮るだけです。できあがったものに、七味と海苔をふりかけ、炊きたてのご飯と一緒にそのまま食しました。牡蠣と野菜のうま味がたっぷりで、豆腐の食感とともに、幸福感が口いっぱいに広がりました。わが家の部屋の朝の気温３度。牡蠣鍋がおいしい訳です。

食塩無添加生活を始めて丸４年経過して思うこと

2018年
3月24日

早いもので、食塩無添加生活を始めてから丸４年が経過しました。毎日、楽しく料理して、おいしくいただいています。今日は、食塩無添加生活を始めた動機から、その効果まで、４年間を振り返り、よく質問されることにも触れながら、まとめてみました。

◆始めた動機

始めた動機は、妻から「これ以上、降圧薬を増やせない」といわれ、心臓の専門医からも、「もう少し減塩してください」と言われたことが動機です。自分の研究では、１日の塩分摂取量の半分は、添加する調味料類からであるということを示していました[1]（**２３７ページ参照**）。そのため、これを止めれば簡単に半分以下になると考え、家庭での食塩無添加生活を始めました。

幸いにも、食塩無添加生活で、とくに苦労をしたことはなく、毎日、当然のごとく無塩料理をいただいています。なにしろ自立訓練と称して、料理とその片付けを妻から教育されたので、自分でやることが多くなりました。そのため、料理に塩梅を考えなくてもよい食塩無添加料理を作るのは、経験の浅い私にとってはめっぽう楽でした。肉と魚のバランスを考え、野菜を十分に取り入れて料理をするだけです。

◆どんな料理も可能

料理は、焼く、煮る、蒸す、炒める、揚げる、生で食す、が基本となります。食塩無添加料理は、冷蔵庫から食材を取り出し、どの料理形態にするかを決めればよいので簡単です。食材が足りなければ、近所の市場やスーパーで買ってきます。難しく手の込んだ料理はしません。

チャーハン、天ぷら、揚げもの、炒めもの、お好み焼き、カレーライス、餃子、うどん、蕎麦……何でもできます。カレーライスはまったくの無塩、餃子は市販の皮を使っても、具は自分で作り、タレも酢が基本なので、20個食べても塩分0・8gにも満たない量です。ものによっては0・2g程度になります。麺類は、つゆを無塩にするか、麺類を無塩にすることで、1食0・8g以内に収まっています。つゆは無塩で作るので、全部飲めます。ポタージュやポトフも無塩でおいしく食べられます。煮物や汁物を作る際は、鰹と昆布の出汁、牛乳や無塩トマトジュースが大活躍します。七味、胡椒、山椒などもよく使います。

◆塩分不足は生じない

「塩分不足にならないか」と問われることがありますが、必要なエネルギー量を摂取していれば、1日に必要な塩分は自然の食材のなかに入っています。生の貝柱をフライパンで焼いて食べると、その塩味にびっくりします。さらに、仕事上どうしても外食の機会が多いため、いくら注意しても、1食外食するだけで2～3g程度の塩分を摂取しています。したがって、私の1日当たりの塩分摂取量は、24時間蓄尿検査で確認すると3～4g程度です。また、昼間の随時尿[2]（1回ごとの尿）のナトカリ比（モル濃度比）は1・0未満です。これでやっと、ＷＨＯが勧奨する１日5g未満を満たしています。

◆血圧は下がり、薬は減った

その結果どうなりましたか、とよく聞かれます。血圧の薬は食塩無添加食を始める前の、2分の1から3分の1程度にまで減薬できました。しかも、収縮期血圧値はほぼ130㎜Hg未満を保っています。たまに超えるときがありますが、これはおもに出張の後で塩分やアルコールの摂取量が多くなり、体重が増えたときです。

私にとっては、食塩無添加食を続けることよりも体重のコントロールのほうが難しいです。

◆皆さん減塩を始めましょう！

さて、減塩を始めようと思っている人でも、「塩分を一切使わない料理はどうも…」と感じておられる方は多いと思います。そのような方は、私が実践している食塩無添加料理に少し調味料を加えればよいだけなので、難しくはありません。妻は低血圧で、食塩無添加料理を食べる必要がないため、できあがった料理に少しだけ調味料を加えています。

減塩は高血圧治療の基本です。減塩による害は特殊な病気のある人以外はありません。減塩の程度に応じて血圧は低下し、脳卒中や心臓病の危険度は低下します（74ページ参照）。減塩に反対するキャンペーンが、医療関係者をも巻き込んで、周期的になされていますが、これには一部の食品業界の抵抗が見え隠れします。雑誌などでは、奇抜な見出しで〝売らんかな〟の思惑も透けて見えます。そのことについては、前述のとおりです。

味覚は習慣です。私は、食塩無添加料理を仕方なく食べているわけではありません。毎日おいしく、楽しくいただいています。これから始められる皆さんも、きっとそうなること請け合いです。

今日の食塩無添加料理は、フライパンで小海老、イカ、お揚げ、ほうれん草、人参を炒めて牛乳を入れ、そこへ冷やご飯を入れて洋風おじやにしました。無塩でも、うま味たっぷりです。

（1）Okuda N, Okayama A, Miura K et al. Food sources of dietary sodium in the Japanese adult population: the international study of macro-/micronutrients and blood pressure（INTERMAP）. Eur J Nutr 2017; 56: 1269-1280.
（2）Iwahori T, Miura K, Ueshima H et al. Urinary sodium-to-potassium ratio and intake of sodium and potassium among men and women from multiethnic general populations: the INTERSALT Study. Hypertens Res 2019; 42: 1590-1598.

私の〝塩（縁）切り料理〟はＷＨＯの勧告そのもの

2019年
3月13日

世界保健機関（ＷＨＯ）は、２０２５年までに世界の人々の塩分摂取量を現状より30％減らそうと呼びかけています。そして、１日当たりの塩分摂取量を５ｇ未満にしようと勧告しています。そうすることで、人々の血圧値が下がり、脳卒中・冠動脈疾患などの循環器疾患の減少が期待できるとしています。

ＷＨＯは、家庭での減塩の方法を次のように提案しています。

・家庭での料理に塩を加えない
・食卓で塩をかけない
・塩分を含むスナックを控える
・低塩分の食品（加工食品）を選ぶ

これは、まさしく私が、日頃から家庭で実践している〝塩（縁）切り料理〟そのものです。

塩（縁）切り料理でも、餃子、カレーライス、焼きめし、お好み焼き、うどん、なども食べられます。すき焼きも無塩でできます。もちろん、スナック類も無塩のものが多く販売されています。

私の24時間蓄尿検査における推計塩分摂取量は３～４ｇ未満で、ＷＨＯの基準を満たしています。降圧薬も今まででもっとも少ない量になっています。

減塩に関する誤解 ～ＷＨＯのファクトシートより～

2020年
7月13日

ＷＨＯの減塩に関する考え方[1]は、このブログで以前にもたびたび紹介してきましたが、内閣府の食品安全委員会食品安全総合情報システム[2]でも、ＷＨＯの情報を日本語訳にして公開していました。そこで、改めてその内容を引用し、「減塩に関する誤解」について解説します。

減塩に関する誤解

● 「蒸し暑い日に汗をかいたら食事にもっと塩分が必要」

➡汗をかいても塩分はほとんど失われないので余分な塩分を摂取する必要はない。水をたくさん摂取することは重要。

●「〝天然〟だというだけで海塩は製造塩より良いわけではない」

➡塩の原材料に関係なく、良くない健康転帰をもたらすのは塩の中のナトリウムである。

●「調理中に加えた塩だけが主な塩分源ではない」

➡多くの国々では、食事中の塩分の約80％が加工食品由来である。

●「魅力的な風味にするために食品中に塩分は必要ない」

➡ヒトの味蕾が順応するのには少々時間がかかるが、一度減塩に慣れれば、より食品を楽しみ、より広範囲の風味に気付く。

●「塩分無しでは風味が無い」

➡最初はこれが本当かもしれないが、味蕾が減塩に慣れ次第、より少ない塩分でより多くの風味の食品を楽しめる。

●「塩分の多い食品は塩辛い味がする」

➡時には砂糖のような塩味を隠すようなものと混ぜられているので、塩分の高い食品が非常に塩辛いとは限らない。食品表示を読んで、ナトリウムのレベルを知ることが重要である。

●「高齢者だけが塩分摂取量の心配をすればよい」

➡どの年齢でも塩分の摂取し過ぎは血圧を上げる。

●「減塩は健康に悪い」

➡多くの日常食品に塩分が含まれているので、塩分不足になることは非常に難しい。

以上は、ＷＨＯ減塩ファクトシートの内閣府の翻訳の一部です。ただし、蒸し暑い環境での特殊な労働や、激しいスポーツ後などは、状況に合わせて水分のみならず、塩分補給が必要な場合もあります。

塩分１日５ｇ未満にしようと思うと、完全な食塩無添加料理でなくても、調味料から摂取する塩分をいかに抑えるかが重要となります。

さて、今朝の朝食を紹介します。昨日作ったアジフライは、下味に塩は使わず、パン粉に含まれる塩分は０・１g未満です。汁はじゃがいも、玉葱、白菜、お揚げの風味を生かし、小松菜と豆腐も加えました。この上に無塩のとろろ昆布をのせました。とろろ昆布は自然の塩味が効いています。ご飯は小豆入り玄米に鰹節をふりかけました。

（1）世界保健機関（ＷＨＯ）：減塩に関するファクトシート：29 April 2020（内閣府は２０１６版を引用しているが、以下の項目は内閣府の翻訳時と変更はされていないのでそのまま引用する）http://www.who.int/mediacentre/factsheets/fs393/en/

（2）食品安全委員会：食品安全関係情報詳細 https://www.fsc.go.jp/fsciis/foodSafetyMaterial/show/syu04510700294

第6章

思い出・出会い

わたしより先輩がいた

2014年
10月28日

先日、主治医の先生に「3月から、塩分1日3g程度で生活しています」と言って、大変驚かれました。体重を5kg減らし、塩分を1日3g程度にしているうえ、血圧の薬を半分程度に減らしても、血圧を今まで通りに維持できているので、驚かれるのも無理はありません。足のむくみもとれ、心臓への負担も随分と減りました。

先日、京大で開催されたアジア太平洋心臓病学会の市民講座の折り、食塩無添加で毎日おいしく食事をしていますと話をしたところ、講演の終わりに一人の紳士が来られ、「今日はわが意を得たりです。私も数年来、食塩無添加で生活しています。今は、食材の一つ一つがおいしく感じられます」と話されました。高血圧研究の第一人者である家森幸男先生の講演会で、塩分と高血圧の話を聞き、それ以来、食塩無添加生活を実践されているとのことでした。私より大先輩がおられてびっくりしました。

今日は、妻が数日留守をしており、朝食も自分で作りました。時間がなく簡単きわまりないものでしたが、男の下手な料理でもカリウムたっぷりの食塩無添加料理をお示しします。

・焼いた鶏肉、冷や奴、生のレタス、リンゴ、ミカン、セロリに、すだちをたっぷり絞りました（無塩）
・ご飯
・お茶（汁物を控えているので、代わりに煎茶をいただきます。カフェインをとると寝つきが悪くなるので、夜は番茶の類いです）

おやつも食塩無添加食品を利用して

2015年
4月21日

私は昔からピーナッツ、カキピー、かき餅、あられが好物です。もちろん、おまんじゅうも大好きです。とくにピーナッツには特別の思い出があります。戦後の貧乏生活のなかで、父がたまに仕事で小遣いが入ると、近所の駄菓子屋さんでピーナツを50匁（もんめ：1匁＝3・75g）くらい（鶏卵3個分くらいの重さ）を買いに行き、手のひらに少しずつ分けてもらって兄弟で食べた記憶があります。以来、ピーナッツが大好きになり、後年は柿ピーのとりこにもなりました。家庭での食塩無添加生活を実践してから、柿ピーを止めていましたが、最近は塩分30％カットのものを買っています。小さい袋のものを全部食べても0・4g（減塩のものは0・25g）相当の塩分含有量です。つい最近、久しぶりに普通の柿ピーを食べて、おいしいと思いましたが、やはりちょっと塩辛かったです。

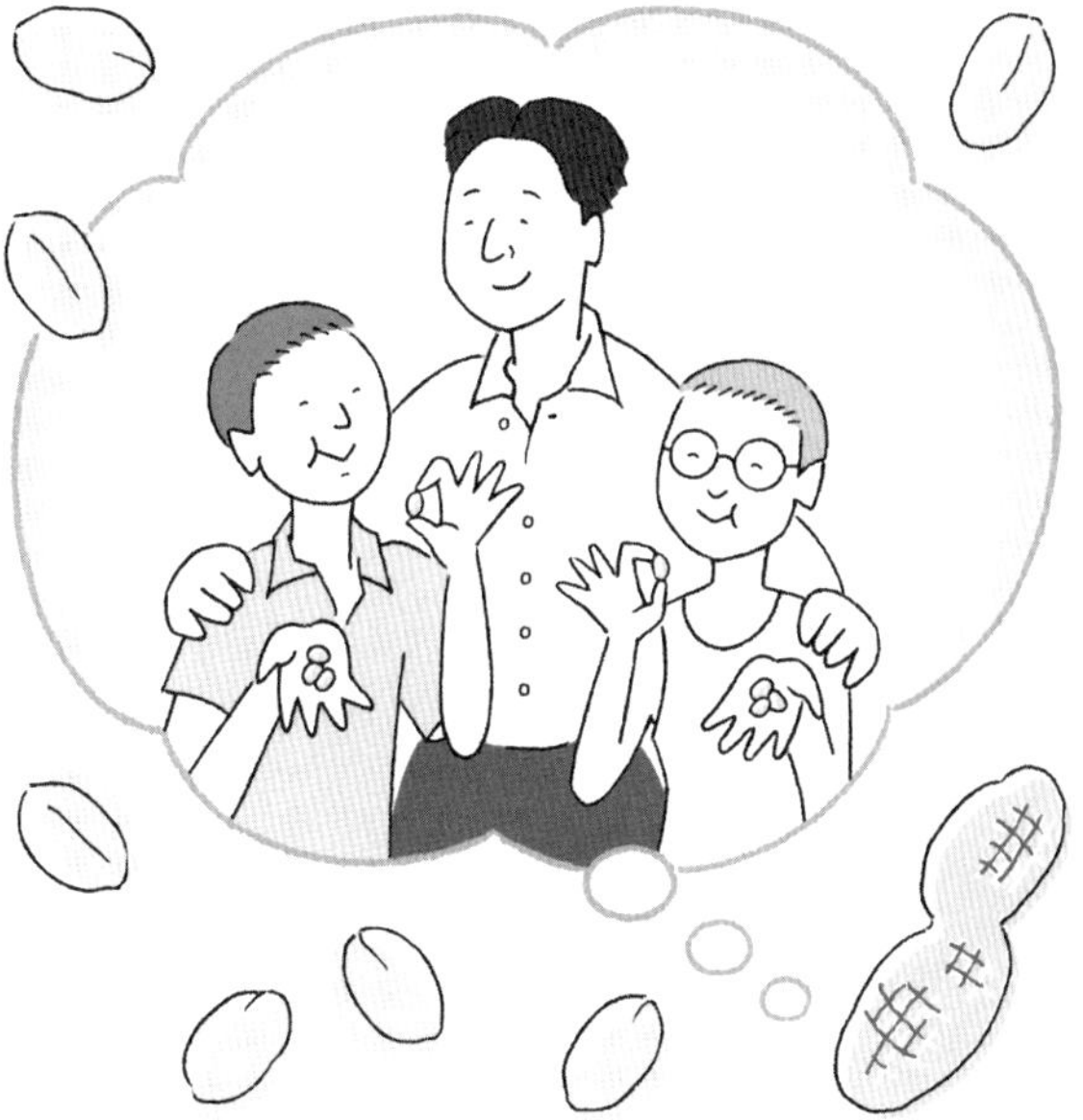

さて、今では好物のおやつも、食塩無添加食品を食べています（表1）。

たとえば、好物のピーナッツは無塩の殻付きのもの、普通の皮付きのピーナッツは食塩無添加のもの、あるいは食塩無添加のミックスナッツを食べています。慣れてくると刺身を醤油なしで食べられるのと同じように、これらもおいしく食べられます。探してみると、食塩無添加の食品はかなり売られていて、私の近くの市場でも普通にあります。食塩無添加のトマトジュースはどこのスーパーにもあり、食塩無添加ツナ缶もあります。近所の市場や

表1　食塩無添加食品の一部

	商品名	会社
主食	【国内産小麦】播州打ち込み無塩そうめん 200 g	揖保乃糸産地直売・はりま製麺
主食	無塩食パン（2斤）	株式会社 ポンパドウル
調味料	無塩醤油SOY-ZERO 100 mLボトルタイプ	福萬醤油有限会社
調味料	塩分0％味噌風味調味料（無塩みそ）500 g	石山味噌醤油株式会社
調味料	食塩不使用 ミツカン ぽん酢 1本 360 ml	ミツカン（株）
調味料	食塩不使用ヘルシーケチャップ	ハグルマ株式会社
調味料	雪印北海道バター 食塩不使用	雪印メグミルク株式会社
おかず	食塩不使用 ゼロ梅 (小分け200 g　酸っぱい味)	塩ぬき屋
おかず	食塩不使用 チキンカレー 辛口 172 g×2袋セット	塩ぬき屋
おかず	美味しい鯖水煮　食塩不使用	伊藤食品株式会社
おかず	ライトフレーク食塩無添加オイル無添加	いなば食品株式会社
おかず	食塩不使用 国産 ひじき	はごろもフーズ株式会社
おやつ	ノンソルトポテトチップス 60 g	創健社
おやつ	食塩不使用ミックスナッツ　20袋 (360 g)	COOP
おやつ	CGC 素煎りうす皮付きピーナッツ	株式会社 ポンパドウル シジシージャパン
おやつ	食塩無添加 クルミ　【素焼き】	東洋ナッツ食品株式会社
飲料	プラス糀 糀甘酒LL 糀リッチ 1000 ml	マルコメ株式会社
飲料	デルモンテ　食塩無添加トマトジュース	キッコーマン株式会社

スーパーで売っているということは、買う人が多いということです。皆さんが薄味嗜好になれば、ますますその需要に見合った食品が売られることになります。

甘いものを食べたい時に、さつまいもを薄く切ってオーブンやフライパンで焼いて食べることもあります。昔ながらの芋けんぴも大好物です。これは、一袋食べても、塩分はほとんど入りません（カロリーは高めです）。おなかがもたれるくらい食べてしまい、ちょっと反省することもあります。

皆さんも、食塩無添加のお菓子類を探して試してみてください。

ロンドンでの思い出

2015年
12月11日

先日、大学の同級生が泊まりにきました。その目的の一つが食塩無添加料理を食べてもらうことでした。彼は長野県の農村部の診療所長として、高齢者の病気の治療と生活の支援をしています。きっと高血圧の患者さんもたくさん抱えているはずです。帰宅してからのはがきに、「意外とおいしかったし、自分たちもやってみようという気になった」とありました。

もう25年も前のことでしょうか、ロンドン大学の教授（当時）である友人の家に

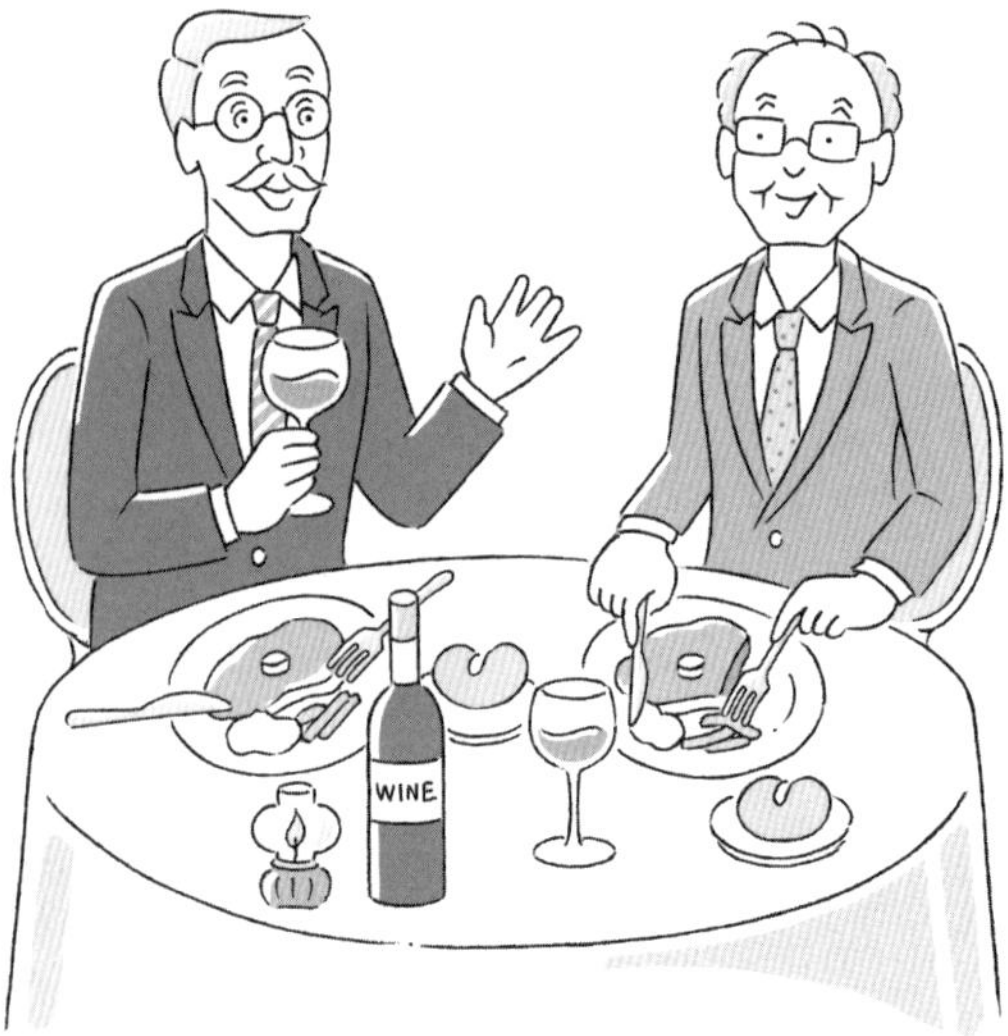

泊めてもらったことがあります。そのときにいただいた朝食に塩気がなかったので、「これはlow salt（減塩食）か」と尋ねると、「いや、no salt（無塩）だよ」という返事で、《うわー、かなわんな》という思いをしたことがあります。彼はそれを察したのか、「夕食をレストランにするか、それとも自宅で食べたあとに演劇を見に行くか」と聞いてきたので、迷わず、「レストラン」と答えたことを覚えています。今なら、迷わず「自宅で無塩食を」と答えたに違いありません。

食塩無添加生活のドクターを発見

2016年
9月9日

以前、講演会のあとに話しかけに来られた80歳代の男性の方が、以前から食塩無添加食を実践しておられたことを報告しました。今度は、鹿児島市の循環器が専門の臨床医の方から「私は17年来、家庭での食事は無塩・無糖です。夫婦で実践しています」とのメールをいただきました。メールでのやりとりのなかで、その方の塩分摂取量は24時間蓄尿検査の値で1日3g未満であるとのことでした。私は3～4g未満ですので、はるかに厳格な食事をされているようです。いやはやびっくりしました。それにしても、専門医の中で、私より少ない塩分摂取量の人を初めて知りました。日本高血圧学会でも、そのような方に会ったことはありませんでした。

数日前、妻が留守をしていたため、食塩無添加の簡単な朝食を作りました。一般的に、男性が料理をすると、どうも野菜が少ないようです。たぶん面倒くさいのでしょう。私も同じです。今回は、実に簡単な料理で、野菜を食べました。釣ってきた小鯵をフライにして、その余った油で唐辛子を炒め、トマトと梨を添えました。風味づけにすだちを添えています。小鯵のフライは味付けなしでも絶品です。

日本高血圧学会で無塩麺を発見

2016年
10月13日

２０１６年10月1日に仙台で行われた日本高血圧学会主催の市民公開講座で、講演とコメンテーターを依頼されました。食塩無添加日記を中心としてどのように減塩するか、私の経験をふまえてお話をしました。あと４名の方が日頃の活動を報告されたのですが、そのなかの一人に、はたけなか製麺会社の社長・佐藤秀則さんがおられました。何と、無塩麺を開発されたとのことです（**写真1**）。早速、持ち帰って試食してみました。いつものように鰹と昆布の出汁で無塩つゆを作り、お揚げとわかめを入れてきつねうどんを作りました。無塩つゆには、鰹節を手に一杯つかんで、たくさん入れるのがコツです。麺類にはうるさい私も、その味と食感にびっくりしました。「実においしい！」その一言に尽きます。つゆも全部いただきました。

　このように、食品業界の方々が、国民の塩分摂取量が少しでも減るような料理や製品を開発していただけると、世界保健機関（ＷＨＯ）の目標（２０２５年までに世界の人々の塩分摂取量を１日５g未満にする）に近づくのではないかと思います。

　高血圧学会から帰った直後の尿中のナトカリ比は、１．０程度であったのに対し、２日目の朝のナトカリ比は２．１を記録しました。これは近頃見たことのない値です。学会のランチは伊藤貞嘉会長の下、おいしい減塩弁当をいただきましたが、さすがに３日間も外食で過ごすと高くなってしまいました。

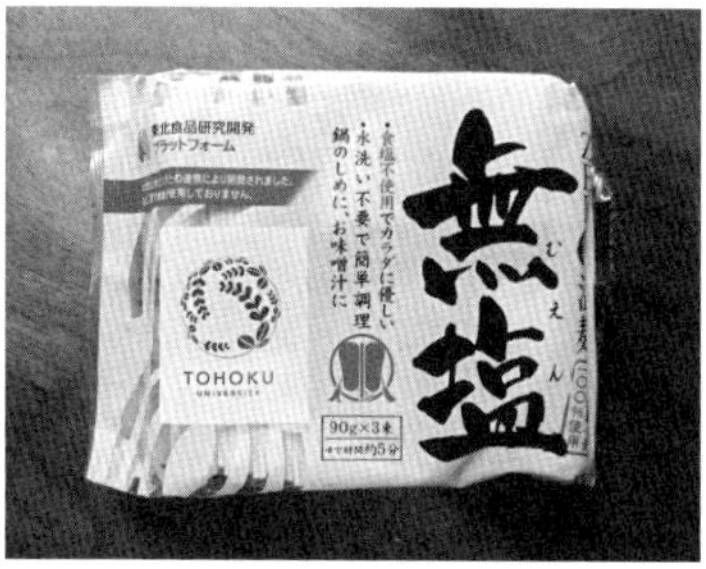

写真１　企業（はたけなか製麺）と大学とが連携して開発した無塩の麺

保健師、栄養士さんを招いての料理実習

2016年12月23日

今日は、兵庫県丹波市の保健師、栄養士さん5人と看護大学の学生さん1人を自宅に招いて、料理実習を開催しました。

塩を使った料理に慣れている人は、食塩無添加料理はどんなものなのか、本当においしいのか、と疑問に思われるのが普通だと思います。そこで、今回、地域で元気一杯に活躍しておられる方に直接体験してもらい、地域で広めてもらうきっかけになればと考えました。

この日に作った料理は、出汁、鶏肉のソテー、白菜と豚肉のミルフィーユ、たっぷり野菜のミネストローネ、葉野菜のチヂミ風、酢玉葱&酢生姜、魚のカルパッチョです。以下に、保健師、栄養士さんの感想と、妻のコメントを掲載します。

「食塩無添加料理」講習会の感想

『食塩無添加食』おいしかったです。たくさんの野菜が次々と、献立に納まっていく。あらあら不思議な調理実習でした。あの日は尿量が増えたことにびっくり。ナトカリ比を身体で感じた日でした。恐るべき野菜。体内の蓄積したナトリウムが排泄されていく快感に酔いしれました。無駄なく使う野菜。酢を上手に使うこと。確かに保健指導では言っていましたが、実践が伴っていないことに大反省。野菜のうま味、昆布の秘力を引き出せる料理が出来るようになりたいと思いました。市民向けの講座!!開校出来る日は近い。ありがとうございました。

保健師　大槻秀美

調味料をまったく使わないお料理のイメージがつきませんでしたが、想像していた以上においしくいただきました。お野菜たっぷりで、それぞれの素材の味が活かされたお料理でした。

『食塩無添加食』の調理レクチャーだけでなく、先生からたくさんお話を聞かせていただき、大変有意義に時間を過ごさせていただきました。まずは身近な人に試食していただきながら、地域の方にも……と思っています。貴重な体験をさせていただき、ありがとうございました!!

栄養士　荻原牧子

たっぷりの野菜を久しぶりに食べました。調味料に頼らない素材の味やだしのうま味、ごまかしのきかないおいしさ、環境に優しくエコなお料理の数々とご夫婦の楽しいやり取り、理論の数々、とても勉強になりました。ありがとうございました。糖尿病重症化予防に取り組んでいるので、食材の選び方、調理方法、食べ方、運動をキーに今後も頑張っていきたいと思います。まずは自分の3kgの減量にチャレンジ!!

保健師　安達則子

食塩無添加食をごちそうになりありがとうございました。食塩無添加食を食べたのは初めてです。新鮮な食材や香味野菜、昆布のうま味とトマトや酢などの酸味だけでおいしく食べられるものだなぁと初体験。

食物繊維もたっぷりでお腹もすっきり、ヘルシー料理。

先生からたくさん学ばせて頂き、お得で楽しい1日を過ごさせていただきました。

食塩無添加食を高血圧の夫に食べさせたいと思っています。どんな声が返ってくるのかドキドキ、ワクワク……

先生から伝授いただきました食器の洗い方、実践中！

栄養士　吉竹恵子

週末早速、ミネストローネを無塩でチャレンジしました。

家にある野菜色々に、だし昆布と炒り大豆を入れて。トマトジュース（無塩）に多めのトマトピューレでコトコト煮込み、無塩であることを内緒でだしましたが、濃いい味を好む主人も、バジルが足りないとは言っていましたが塩味が足りないとは言わず食べていました。

外食の多いわが家でも少しずつ取り入れ、健康教育でもお伝えしていきたいと思います。

たくさんの学びをありがとうございました！

栄養士　藤原里佳

上島嘉美（妻）の無塩裏話

無塩料理実習のあとがき

栄養士さんや保健師さんなど、健康教育を指導する立場の女性たちばかりでしたので、手際もよく、しっかりポイントをつかんでレポートしていただきました。子供の手伝い程度からなかなか脱却できない夫でも簡単にできて、一品でも蛋白質と野菜が入り、主菜にできるものばかりです。

◆今回の献立のレポートの追加と応用

今回は野菜をたくさん使っていますが、腎機能低下や、高カリウム血症のある人は、摂りすぎには注意が必要です。野菜のカリウムは水に溶けだしますが、まるごと煮込む料理や炒める料理の場合、カリウムをそのまま摂取してしまいます。一度茹でてからよく絞ったり、量を減らすなどしてください。

1　鶏肉ソテー

魚、肉、油揚げなどは、焼くだけで十分おいしいです。魚焼きグリルで焼くと、油を使わずこんがり焼けます。

2　白菜と豚肉のミルフィーユ

昆布には結構な塩味がついていますので、完全な無塩にはなりません。豚肉の代わりに魚（カレイ、鰆、鯛、鱈、鮭など）を使ってもおいしくできます。

煮魚は、舌が濃い味付けを覚えているので、減塩が難しい料理ですが、葉物野菜の水分だけで蒸し焼きにすると、おいしく食べられます。生姜などの薬味を使うとさらにおいしいです。

3　たっぷり野菜のミネストローネ

ありあわせの野菜、根菜や野菜の切れ端などの「残り野菜使い切り料理」です。トマトジュースの酸味だけなので、ワインや少量の酢を入れると味が締まります。

4　葉野菜のチヂミ風

硬くて食べにくい野菜は、食べやすいように細かく切ってください。大根やかぶら、人参の茎や葉、人参葉、菊菜、ニラ、セロリの葉、葱など、多少癖のある野菜も食べやすくなります。肉、生牡蠣、イカを入れるとうま味が追加されます。

薄く焼くほうがおいしいですが、たくさん焼くには、時間がかかります。その場合は、少しだけ小麦粉を多くして、かきあげにすれば早くできます。

味がもの足りなければ、マヨネーズ、鰹節に少量の醤油やソースをかけて、お好み焼き風にしてもよいでしょう。

5 カルパッチョ

サラダ代わりに食べてもよいですが、刺身、たたきのほか、鶏胸肉、豚薄切りを電子レンジで加熱したり、しゃぶしゃぶにすると、主菜にもなります。

旭川での日本高血圧学会総会で塩分ゼロ弁当が配布される

2018年
10月11日

◆進化した塩分ゼロ弁当に驚きと賛意を表します

今年の日本高血圧学会総会で、学会始まって以来初の無塩弁当がランチで配布されました。学会に参加した会員の多くが、無塩弁当を体験したことになります。その昔、京都大学名誉教授の家森幸男先生が、学会で〝減塩〟弁当を一部の希望者に提供された歴史があります。そして、ランチで学会員全員に減塩弁当が提供されたのは、２００９年に私が大津市で開催した日本高血圧学会総会が最初です。このときに配られた減塩弁当は、とても満足のゆくものではありませんでした。減塩弁当のアンケート結果も、「おいしくなかった」という回答が多かったのを覚えています。その後、ナトリウムを減らしてカリウムに置き換えた減塩弁当が、久留米大学の今泉勉教授（現名誉教授）によって提供されたことがあります。これは、塩味の感覚は変えずにおいしく料理されたものでした。

今回の弁当は、「お見事！」と賞賛したくなるものであり、ランチ弁当の歴史に残るものでした。食塩相当量1・7gでも、とても豪華でおいしかったです。会長の長谷部直幸先生をはじめ、事務局の皆さんは、何度も試食され、さぞかし苦労されたことと思います。塩分がゼロであることが示された、品質検査報告書が弁当に添えられていたのは、長谷部先生の独特のユーモアです。

「外食として提供されるお弁当は塩辛いものしか提供できない」という常識を打ち破り、それを学会参加者に経験してもらった点において画期的です。日本高血圧学会が推奨する「高血圧患者さんの塩分摂取量を1日6g未満」という数値目標が、夢物語ではないことを学会自らが示した点に大きな意義があり、その進化に拍手喝采を送りたいです。私の周りの人に感想を聞いたところでは、「意外とおいしいね」というものでした。

無塩無糖サミットinおりはし旅館
～〝塩浸し〟から〝塩（縁）切り料理〟の普及に向けて～

2018年
12月18日

京都のわが家の向かいに「安井金比羅神社」があります。最近では通称〝縁切り神社〟として有名です。縁結び神社は出雲大社をはじめ、全国に多々ありますが、縁切り神社は意外とないのか、〝彼氏と縁が切れますように〟と書かれた絵馬が所狭しと掛けられています。そして、シンボルの縁切り石くぐりは行列ができています。その様子を見ていて、〝塩（縁）切り料理〟なる言葉を思いつきました。

数年前、このブログが縁で鹿児島県の循環器内科医の中尾正一郎先生と知己となりました（１４３ページ参照）。驚いたことに中尾先生と純子夫人は、無塩無糖食を19年間も続けておられます。私の比ではありません。その中尾先生から、表題にあるような〝無塩無糖食〟を試食評価する会を鹿児島県霧島市の「おりはし旅館」で、開催しますとのお招きを受けました。「荒川先生ご夫妻もご一緒です」ということで、

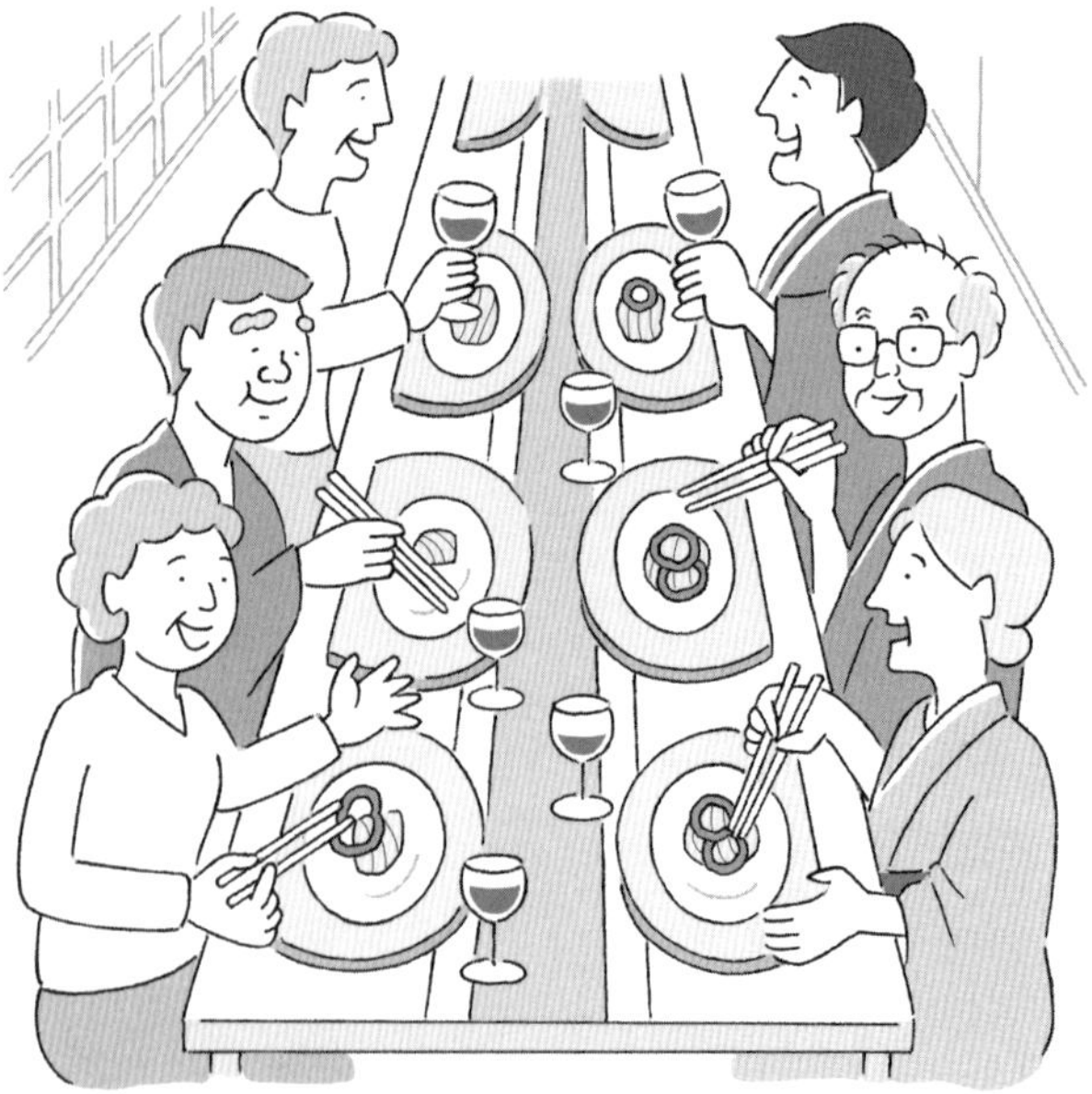

中尾先生の友人でおりはし旅館の経営者である鎌田善政社長の応援と柳田国宏料理長の創意工夫のもと、無塩無糖食（塩分と砂糖無添加）サミットが３泊４日で実現しました。南日本新聞社の記者の方や、栄養素分析を担当された中尾矢央子管理栄養士も参加され、総勢10名が試食と評価に当たりました。おそらく、塩分、砂糖無添加の懐石料理を客人に提供したのは、日本で最初であろうと思われます。

さて、その評価は、見た目の美しさはもちろん、味もよく、食事のバランスも絶妙でした。皆さんの印象は、「おいしい」「これはいける」というものでした。

霜月の御献立（無塩・無糖）

先　付　菊菜胡麻豆腐
　くこの実
柿釜
　柿白和え　海老　椎茸
椀
　蛤沢煮
　人参　椎茸　榎木　牛蒡　貝割　木の芽
造　里　蒸し鮑　天然鯛　本鮪
　あしらい一式
煮　物　天然鯛しゃぶ
　茶節風　深葱　水菜　椎茸　豆腐　榎木　生若葉
焼　物　大隅牛燻製
　桜チップ　じゃが芋　パプリカ　アスパラ
蒸し物　おりはし温泉蒸し
　白菜　椎茸　南瓜　紫芋　ブロッコリー　黒豚
食　事　霧島棚田米
留　椀　野菜のスープ
　南瓜　人参　玉葱　本占地　榎木　椎茸
果　物　メロン　シャインマスカット
平成三十年十一月二十三日
おりはし旅館　料理長　柳田国宏

表１　夕食の無塩無糖（無添加）の懐石料理のお品書き（2018年11月23日）

新聞記者の方は、「同僚から、『仕事とはいえ、無塩無糖の料理なんてお気の毒様』といわれて来ましたが、とてもおいしく、来てよかったと思います」というものでした。夜の懐石料理は、**表1**にあるような品書きで、1品ずつ出てきました。

通常は、どの旅館の朝食も塩辛いと感じますが、今回の朝食は無塩無糖の絶品料理ばかりでした。そして昼食は、中尾純子夫人が、家庭で作っている無塩無糖食を皆さんに提供しました。この日は普段も食べておられるお好み焼きです。皆さんの評判も大変よかったです。

この日、オムロン社製のナトカリ比測

定器で測定した私の随時尿のナトカリ比の値は、家庭での値とほとんどかわらず、1・0未満でした。

〝塩浸し〟（近くにそのような名前の温泉がある）料理から、旅館の料理も含め、〝塩（縁）切り料理〟が普及し、2025年までにWHOの目標（塩分摂取量1日5g未満）を達成したいものです。そうなれば、国民の血圧はさらに低下し、脳卒中をはじめ、心筋梗塞、そのほかの動脈硬化性疾患のさらなる減少が実現し、かつ、がんの予防にも貢献すると思われます。

Dr.うえしまの
塩切りレクチャー

野菜や果物をたくさん食べる人は循環器疾患になりにくい
～ただし、塩分は抑えめに～

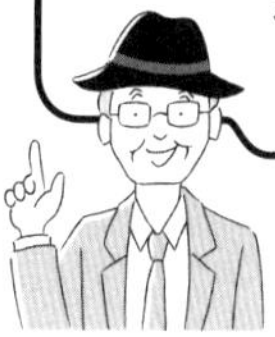

ナトリウムを摂取すると血圧が上昇しますが、カリウムはナトリウムの昇圧作用を抑制する方向に働きます。カリウムは野菜や果物に豊富に含まれていて、臨床試験の結果からも、低脂肪かつ野菜・果物の多い食事（DASH食）を続けた人は、通常の米国人の食事と比べて血圧の低下が認められています（**79ページ参照**）。

さらに、国民を代表する集団を29年間追跡したNIPPON DATA 80では、野菜・果物の摂取量の多いグループは、少ないグループよりも心筋梗塞による死亡危険度が低いことが示されました。脳卒中に関しては、有意（統計学的に意味のある）な差はありませんでしたが、脳卒中と心筋梗塞を合わせた循環器疾患による死亡危険度は、野菜・果物の摂取量の多いグループで有意に低いことがわかりました（**図1**）。

また、国立がん研究センターの多目的コホート（11ヵ所の保健所管内の住民を追跡）では、果物摂取の多いグループは、少ないグループよりも循環器疾患（脳卒中や心臓病）発症危険度が低いことが示されました。

しかし、野菜の摂取量と循環器疾患との関

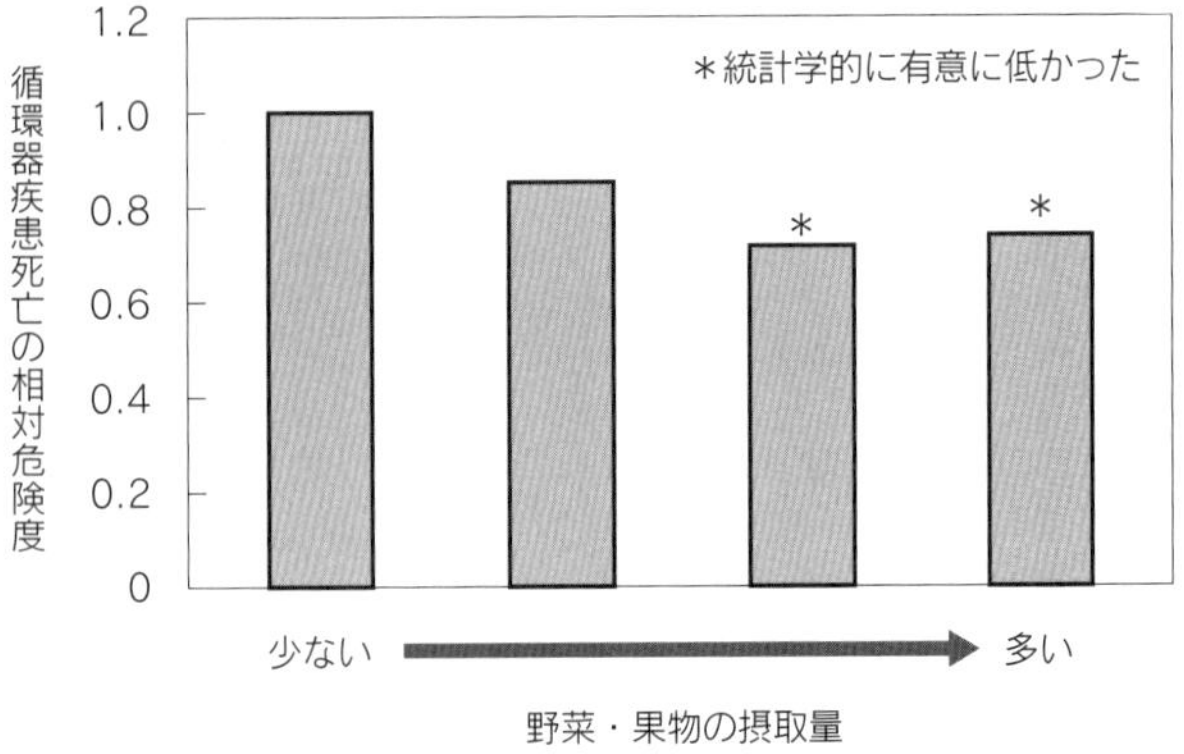

図１　野菜・果物の摂取量別で見た循環器疾患死亡の相対危険度（NIPPON DATA80）
（Okuda N, et al. Eur J Clin Nutr 2015; 69: 482-488. より作図）

連はみられませんでした。

このように、野菜や果物の摂取は循環器によい効果をもたらします。ただし、ナトリウムの摂取量には注意しなければなりません。インターマップ研究では、ナトリウムの摂取量が多いと、カリウムの血圧上昇抑制作用が弱くなりました（**230ページ参照**）。

ナトリウムの摂取量を増やさずに、野菜・果物を多く摂取すれば、血圧上昇を抑制し、循環器疾患の発症・死亡危険度が下がることが期待できます。

Dr.うえしまの塩切りレクチャー

悪者ではなかった！レニン・アンジオテンシン系の真実

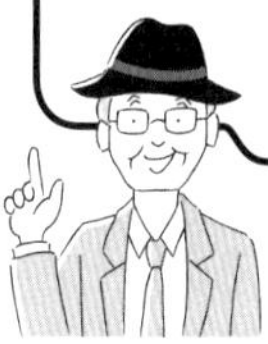

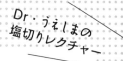

レニン・アンジオテンシン系とは、体内の水分とナトリウムのバランスを一定するために血圧を調節しているシステムです。体内の水分や塩分が少なくなると、腎臓にある傍糸球体装置からレニンが放出されます。そうすると、血中のアンジオテンシンや副腎のアルドステロンというホルモンが活性化することで血管が収縮し、塩分の吸収を促進します（**図1**）。しかし、このよ

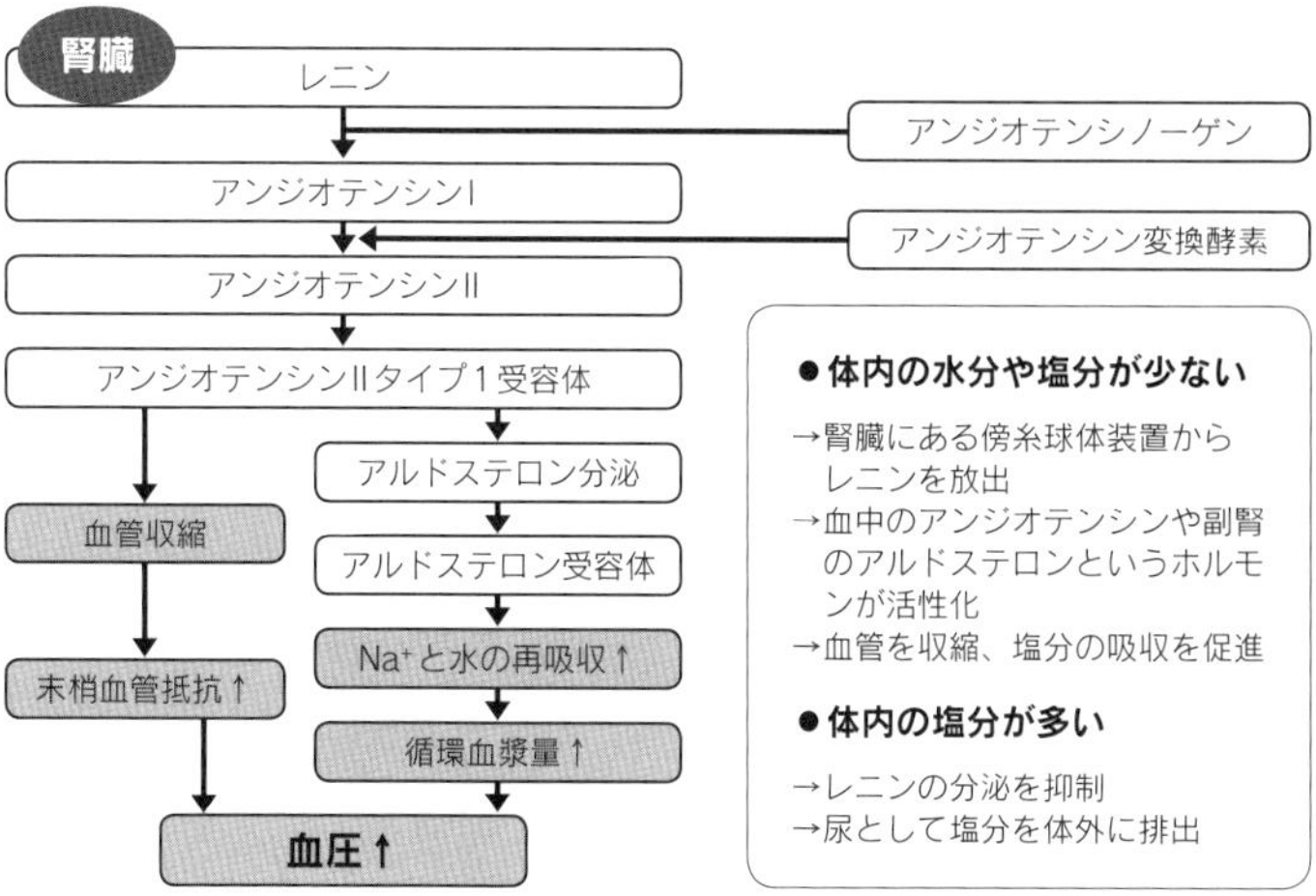

●体内の塩分が多い
→レニンの分泌を抑制
→尿として塩分を体外に排出

図1　レニン・アンジオテンシン系の概要

うな作用は血圧上昇の原因にもなるため、高血圧の人が多い現代社会では、レニン・アンジオテンシン系は悪者扱いされています。

世界で初めてヒトアンジオテンシンの単離に成功し、国際高血圧学会の理事長を務めた福岡大学名誉教授の荒川規矩男先生は、「人間のレニン・アンジオテンシン系は、ナトリウムをリサイクルするために神から付与されたものであり、決して悪者ではない」と述べています。

地球上の最初の生命は海で誕生したと考えられています。生物が海から陸に上がって生きていくためには、海水に近い環境（海水は体液の3倍以上のナトリウム濃度を有する）を体液として身体に保持する必要があり、そのためにはナトリウムの摂取が必要でした（60ページ参照）。しかし、陸上では効率よくナトリウムを得ることは難しいので、口から入ってくるナトリウムを無駄に排泄しないように、レニン・アンジオテンシン系によってリサイクルする必要があったのです。

事実、ブラジルのアマゾンの奥地で原始的な狩猟採集生活を送っているヤノマミの人々は、塩分摂取量がゼロに近いため、レニン・アンジオテンシン系がフル稼働しています（68ページ参照）。

それでは、海水魚は、海水から摂取するナトリウムをどのように処理しているのでしょうか。海水魚は水を補給するために、海水を飲み、腸管で水を吸収しています。海水にはたくさんのナトリウムが含まれているため、人間のように腎臓でナトリウムを再吸収する必要がありません。むしろ、海水魚の鰓《えら》には、過剰なナトリウムを常に体外へ排出する仕組みが備わっています。

人間のレニン・アンジオテンシン系は、荒川先生の言葉にあるように、神様からの贈り物といえます。現代社会では、このナトリウムのリサイクルシステムが高血圧の原因の一つとして悪者扱いされていますが、ナトリウムを十分に摂取できない環境下では、生物が生きてゆくうえで必要不可欠なシステムなのです。

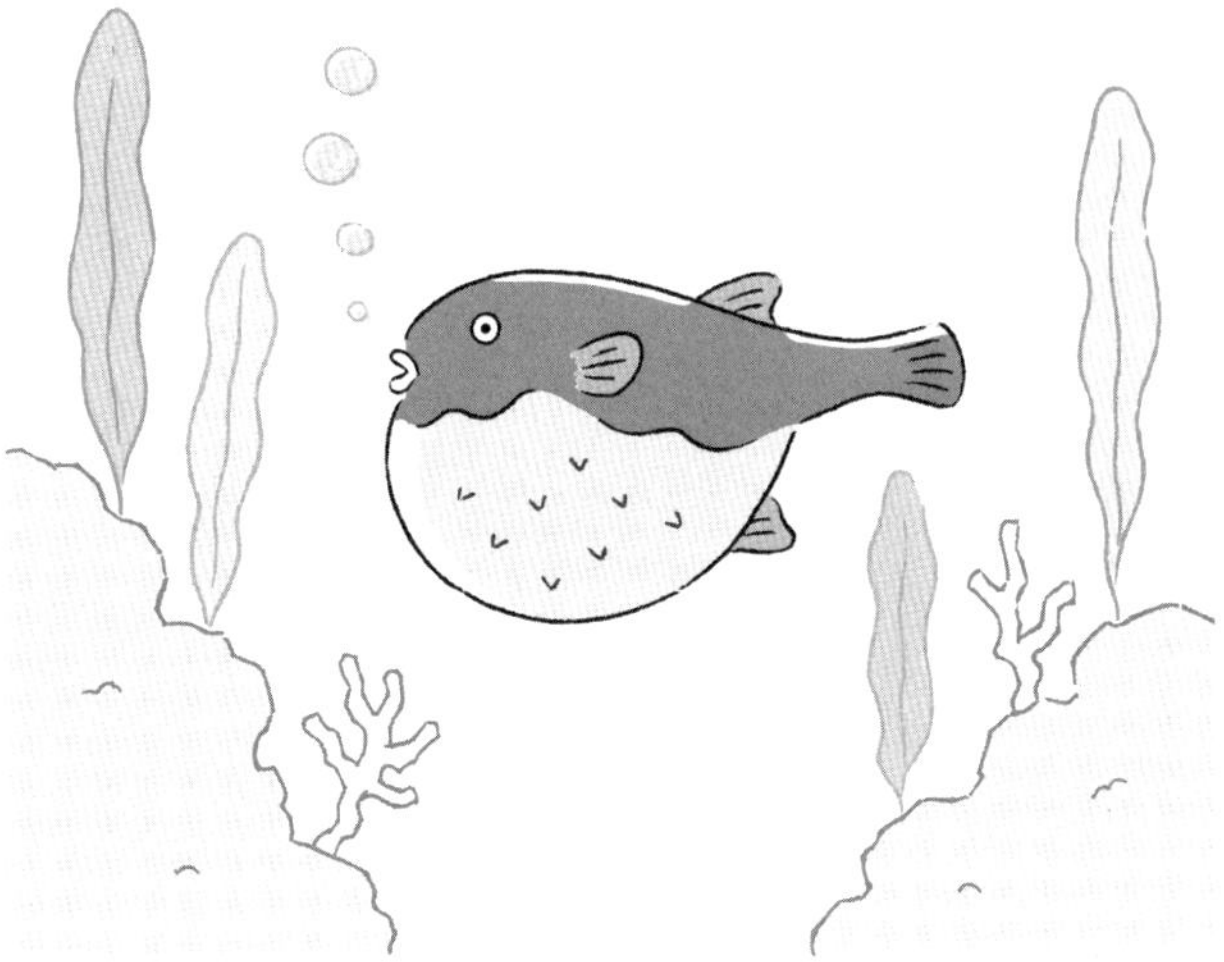

Dr.うえしまの塩切りレクチャー

禁酒すると死亡危険度が上がる!?

〜疫学研究における「因果の逆転」〜

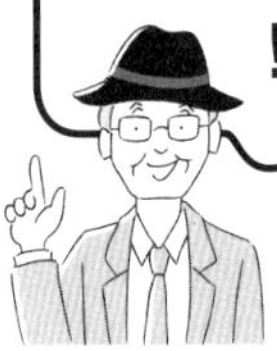

生活習慣と病気の関係を明らかにするうえで欠かせないのは、追跡調査による研究です。ある集団を一定期間追跡する調査は、「前向きコホート研究」といわれています。ここで、国立がん研究センターが行った、40〜79歳の日本人男性4万6千人を10年近く追跡した前向きコホート研究を紹介します。この研究では、研究開始時に飲酒習慣を調査し、10年後のがんによる死亡、循環器疾患（脳卒中や心臓病など）による死亡、そして総死亡（死因を問わない）の危険度を飲酒習慣ごとに調べました。飲酒習慣は1日の純アルコール平均摂取量で表しています。たとえば、純アルコール23gは、日本酒なら1合、ビールなら中瓶1本程度です。

さて、結果はどうだったでしょうか。**図1**の矢印で示しているように、飲酒習慣のある人では、飲酒量が増えるほど、がん死亡、循環器疾患死亡、総死亡の危険度が高くなっています。一般的に過度の飲酒はいろいろな病気の原因になると考えられますから、これは予想どおりの結果です。

しかし、もっとも死亡危険度が高かった

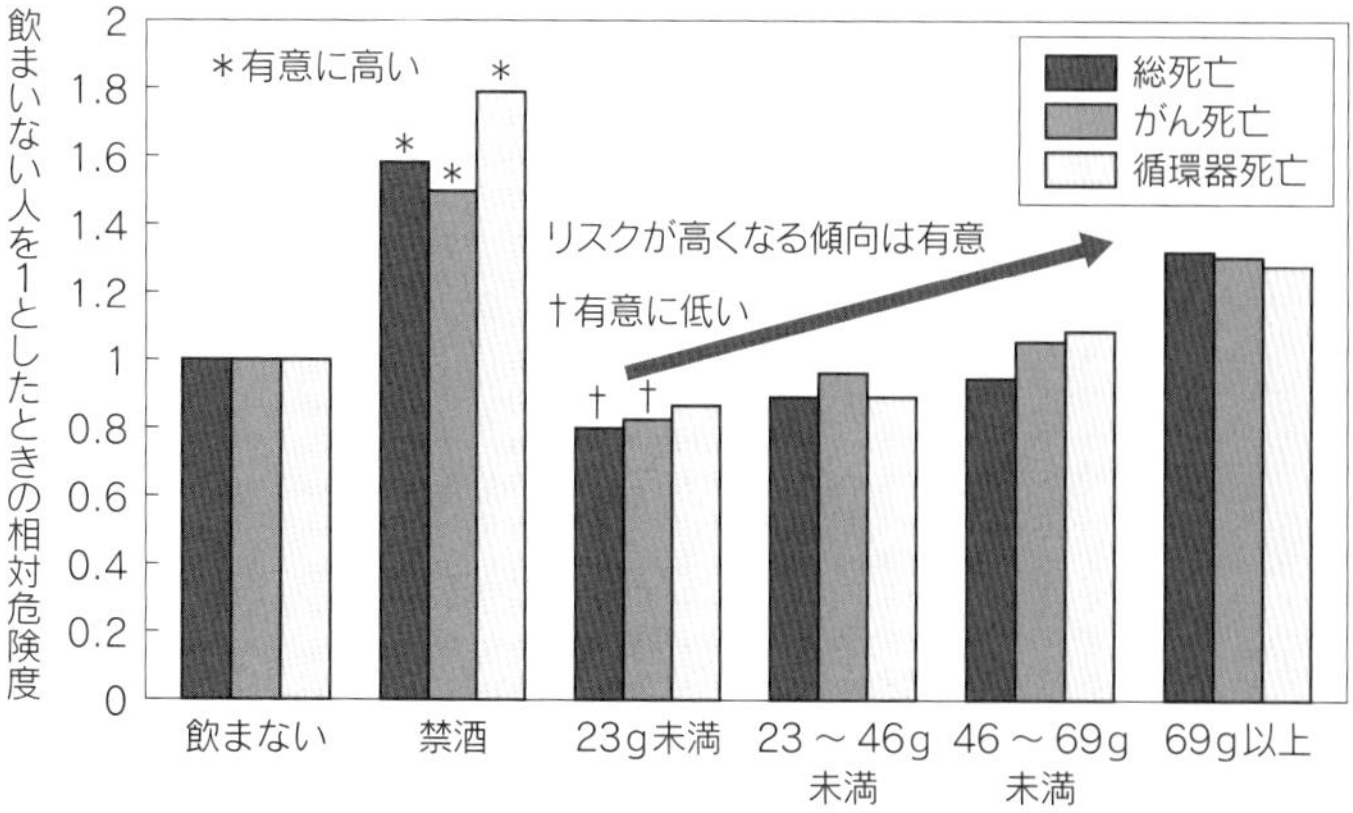

図1　日本人男性における1日当たりの純アルコール摂取量と総死亡、がん死亡、循環器疾患死亡の危険度

(Lin Y, et al. Ann Epidemiol 2005; 15: 590-597. より作図)

のは、追跡開始時に禁酒していた人です。これはどう考えたらよいでしょうか。単純な因果関係として考えると、「禁酒すると死亡危険度が高くなるので禁酒しないように」という結論になり、医学的におかしいですね。

これは、禁酒したことが原因で死亡危険度が上がったわけではなく、禁酒せざるを得ない重篤な病気・病態があったと考えるのが医学的常識にかなっています。つまり、研究開始時に禁酒していた人は、ドクターストップがかかっていたと考えるのが自然でしょう（実際、よほどのことがない限り、わが国の男性は禁酒しません）。また、医学的なほかの分野での知見と整合性がつき

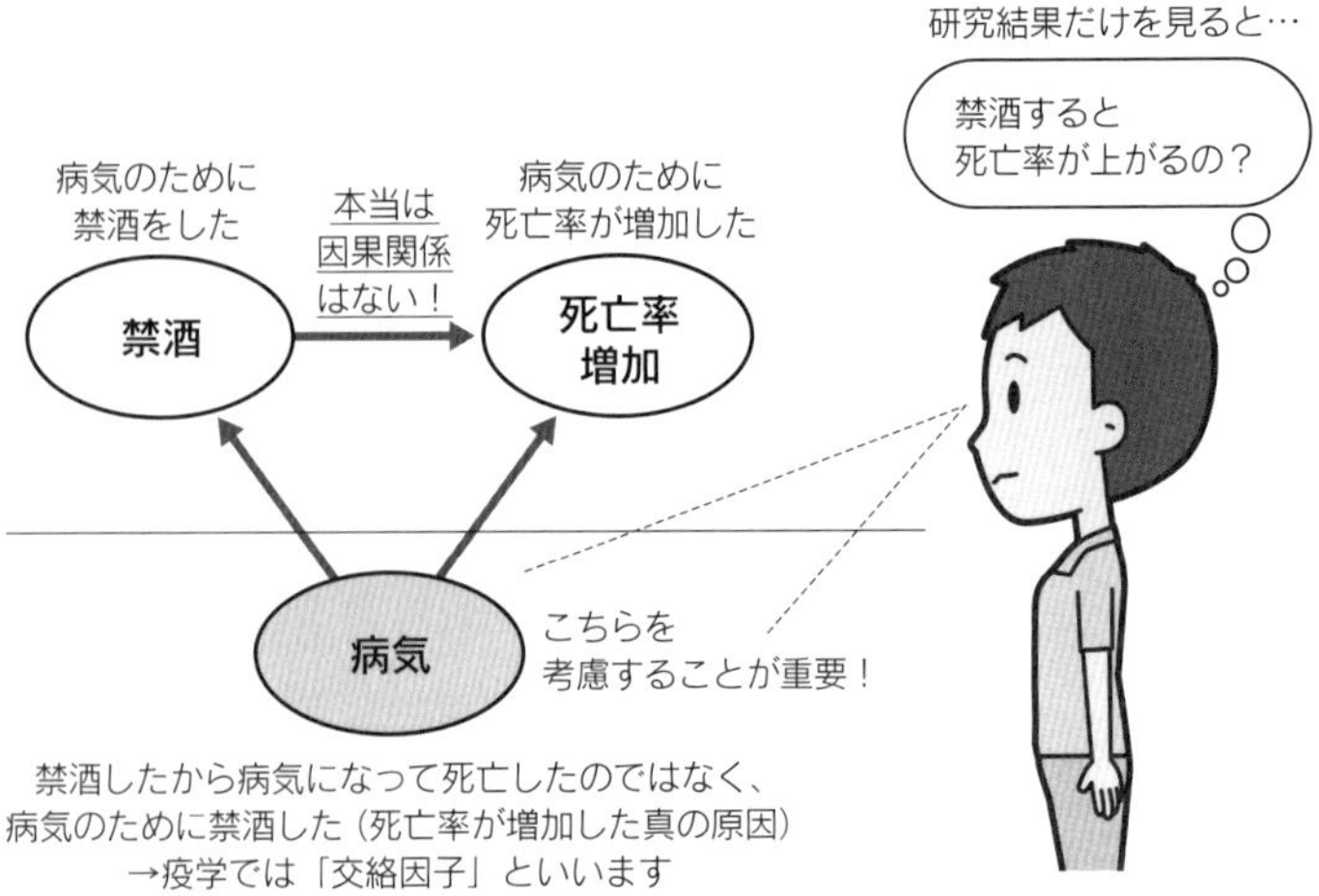
研究結果だけを見ると…
禁酒すると
死亡率が上がるの？
病気のために
禁酒をした
本当は
因果関係
はない！
病気のために
死亡率が増加した
禁酒
死亡率
増加
病気
こちらを
考慮することが重要！
禁酒したから病気になって死亡したのではなく、
病気のために禁酒した（死亡率が増加した真の原因）
→疫学では「交絡因子」といいます

図2　疫学研究における因果の逆転

ます。すなわち、病理学的にも、アルコールによってアルコール性肝炎や肝硬変が生じることはよく知られています。

この例からみるように、観察研究の一形態である前向きのコホート研究では、二つの現象のあいだに明らかな関係があるように見えても、それらはかならずしも因果関係があるとは限りません。危険因子と考えているものと別の真の原因とのあいだで、〝因果関係の逆転〟が生じている可能性があるのです（**図2**）。

同じような例として、「血圧が低いと死亡率が高い」「コレステロールが低いと死亡率が高い」「痩せてくると死亡率が高い」が当てはまります。身体が弱ってくると血圧が低下しますし、病気になるとコレステロールが低下することが多くなり、体重も減少します。隠れているものが真の原因であることがあるのです。

「運動習慣があると長生きする」という結果も注意しないといけません。「運動する人」と「運動しない人」を比べたときに、「運動しない人」のなかには、病弱で運動出来ない人が含まれる可能性があるからです。

このように、〝する〟ことと〝できる〟こと、〝しない〟ことと〝できない〟ことは、明確に区別して考えなければなりません。その点を注意深く判断して、前向きのコホート研究の結果を分析しないと、間違った解釈をしてしまうことになります。

Dr.うえしまの塩切りレクチャー

舌が塩味を感じる仕組み

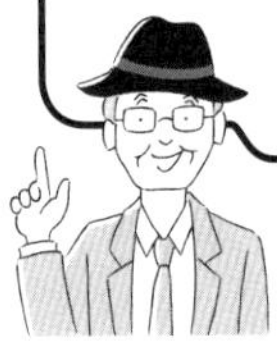

私たちの舌には、味蕾と呼ばれる味を感じる小さな器官が無数にあります。食べ物を口に入れると、味蕾が味の刺激を受けて脳に伝えます。味蕾は舌の表面のみならず、口腔内の上皮にも存在します。

味蕾のなかには、甘味、うま味、塩味、苦味、酸味のいわゆる五味を感じる、それぞれのレセプター（受容器）が存在します。甘味とうま味を感じるI型レセプター、苦みを感じるII型のレセプター、薄い塩味を感じるナトリウム（Na^+）チャネルの三つが見つかっていますが、濃い塩味を感じるレセプター、酸味のレセプターの詳細はいまだによくわかっていないようです。ちなみにうま味成分（グルタミン酸）は日本で発見されたので、国際的にも「umami」と表記されています。

味を感じる仕組みは、私たち人間のみならず、動物が生きてゆく上での「危険回避装置」です（**表1**）。つまり酸味や苦味を「不快」と感じることで、腐敗物や毒物の摂取を回避しています。また、人間のみならず、動物は日々生きてゆくうえでエネルギーの補給が欠かせません。そのため、動物は甘

表1　五味とその性質
（基本的には、摂食を促すとともに危険を回避するための装置）

基本味	性質	代表的な食品、栄養素
甘味	エネルギー摂取に重要な物質を摂るように促すため、快感をもたらす	糖類、甘味料
うま味(Umami)	おいしさを増す	グルタミン酸ナトリウム
塩味	適切な塩味（薄い）はうま味を増し、快感をもたらす 濃い塩味は不快感をもたらし、生体を危険から避ける	塩類
酸味	甘味等と調和すると、おいしく感じる。食品の腐敗から来る酸味は不快に感じる	クエン酸・酢酸などの酸類 柑橘類、果物
苦味	苦味も濃度やほかの味と適度に混ざると、おいしく感じる	コーヒー、ゴーヤ

味のあるもの、すなわち炭水化物を好みます。味蕾で感知した味の情報は脳に行き、さらに神経を介することによって、ホルモンの分泌やほかの臓器の働きと密接につながっています。甘味を感じると消化器官は一斉にそれに反応し、消化・吸収の準備をすることになります。しかし、近代社会、とくに先進国では、おいしいもの、身体が欲するものを欲するだけ食べられるという罠にはまってしまい、肥満・糖尿病などの原因となっています。塩味も炭水化物と同様です。人間の体液に近い塩分濃度は、人間にとって安全な塩分濃度です。また、そのため、私たちはこのくらいの塩分濃度をおいしいと感じます。しかし、食糧が簡単

に手に入る近代社会では、ややもするとナトリウムの摂り過ぎが生じることになります。実際に、私たち日本人は、1日平均で塩分11gに相当するナトリウムを尿から排泄しています。これは体液の保持に必要のない、余分なナトリウムということになります。

さて、それでは塩味を舌で感じる仕組みについて話を戻します。これまでの研究から、薄い塩味と濃い塩味は、それぞれ別の受容器で感知していると考えられています。基本的に、身体は濃い塩味を警戒するようにできています。どんなに喉が渇いていても、海の水は飲むことができません。この濃い塩味を感じる仕組みは、先に述べた薄い塩味を感じるNa^{+}チャンネルとは別の受容器が関与しているという報告がありますが、いまだ十分究明されてはいません。最近の研究から、高濃度の塩味に対しては、苦みを感じるII型のレセプターと酸味を感じるIII型のレセプターの両方が関わっていることが報告されました。

いずれにしても、酸味と塩味を感知する機構は研究の途上にあるようです。

Dr・うえしまの
塩切りレクチャー

濃いラーメンほどおいしい？
～人はなぜ濃い塩味を好むのか～

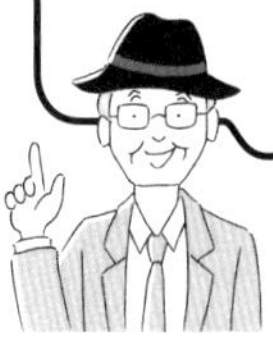

人間の味覚は、塩分濃度がある一定の範囲内にあるときに「おいしい」と感じ、塩分濃度がこの範囲をある程度超えると「まずい」と感じます。これは、生命活動維持のために必要な装置です。すなわち、「塩味が効いておいしい」と感じるものに食欲をそそられることによって、ナトリウムや必要なエネルギーを摂取しようとする行動につながります。

かつて漬物業を営んでいた社長さんから聞いた話ですが、ある町でおいしいと評判のいくつかのラーメン屋さんのスープを持ち帰り、塩分濃度を調べてみると、おいしいと評判である順に塩分濃度が高かったとのことでした。おそらく、強い塩味とコクのあるスープが人々においしいと思わせたのでしょう。

人は、食べたり飲んだりして「おいしい」と感じたとき、脳内でオピオイドという神経伝達物質が放出され、満足感・幸福感を感じる仕組みになっています。この物質は、飲酒や喫煙の依存症の発症機序にも関与しています。また、外部から直接オピオイドを摂取すると、薬物依存症を引き起こします。外部から摂取するオピオイドの代表が、麻薬性鎮痛薬のモルヒネです。

食欲の調節は複雑で、いまだに十分には解明されていませんが、体内のさまざまな器官やホルモンが関わっています。脳内オピオイドも食欲の調節に関わっているため、食べ物を食べて「おいしい」「幸せ」と感じます。これは、命を維持するための重要な報酬系といえますが、これが過ぎると、依存症になり、薬物依存や肥満などをもたらします。広い意味では、塩味依存、甘味（炭水化物）依存、脂質依存も起こります。

現代社会では食料が豊富であるため、人々は飽食の傾向にあります。そのため、各種栄養素（一般的に先進国では炭水化物と脂質）の過剰摂取が起こりやすく、これがさまざまな疾患の増加を招いています。とくに日本の伝統的な食事では、ナトリウムの過剰摂取になりやすいことから、「塩分控えめ」の食事が重要です。

Dr.うえしまの
塩切りレクチャー

循環器疾患に対する喫煙の影響

～禁煙すれば危険性は速やかに低下～

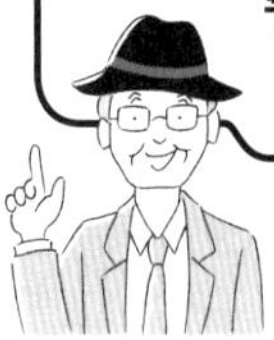

喫煙が肺がんやその他のがんの発症に大きな影響を及ぼすことは、誰もがよく知っていることです。また、動脈硬化によって生じる心筋梗塞では、喫煙が発症の三大危険因子の一つであることもよく知られていますが（のこりは高血圧と高コレステロール血症）、脳卒中発症の危険因子であることは意外と知られていません。この理由は、これまでは欧米での研究からの報告が多く、日本でそのことを示す疫学調査成績が乏しかったからです。

図1、**図2**は国民の代表的な集団、約1万人を14年間追跡して、喫煙が脳卒中と心筋梗塞による死亡に及ぼす影響を検討したものです。毎日1箱吸う人では、吸わない人よりも脳卒中・心筋梗塞死亡危険度が50％以上も高く、2箱では、脳卒中は2倍、心筋梗塞は4倍も高くなっていました。そして、禁煙した人の脳卒中の死亡危険度は、吸わない人の水準に戻っていませんでしたが、心筋梗塞は同じ水準になっていました。禁煙に特化して調査した日本のほかの研究では、脳卒中でも禁煙すると数年で吸わない人の水準に近くなることが示され

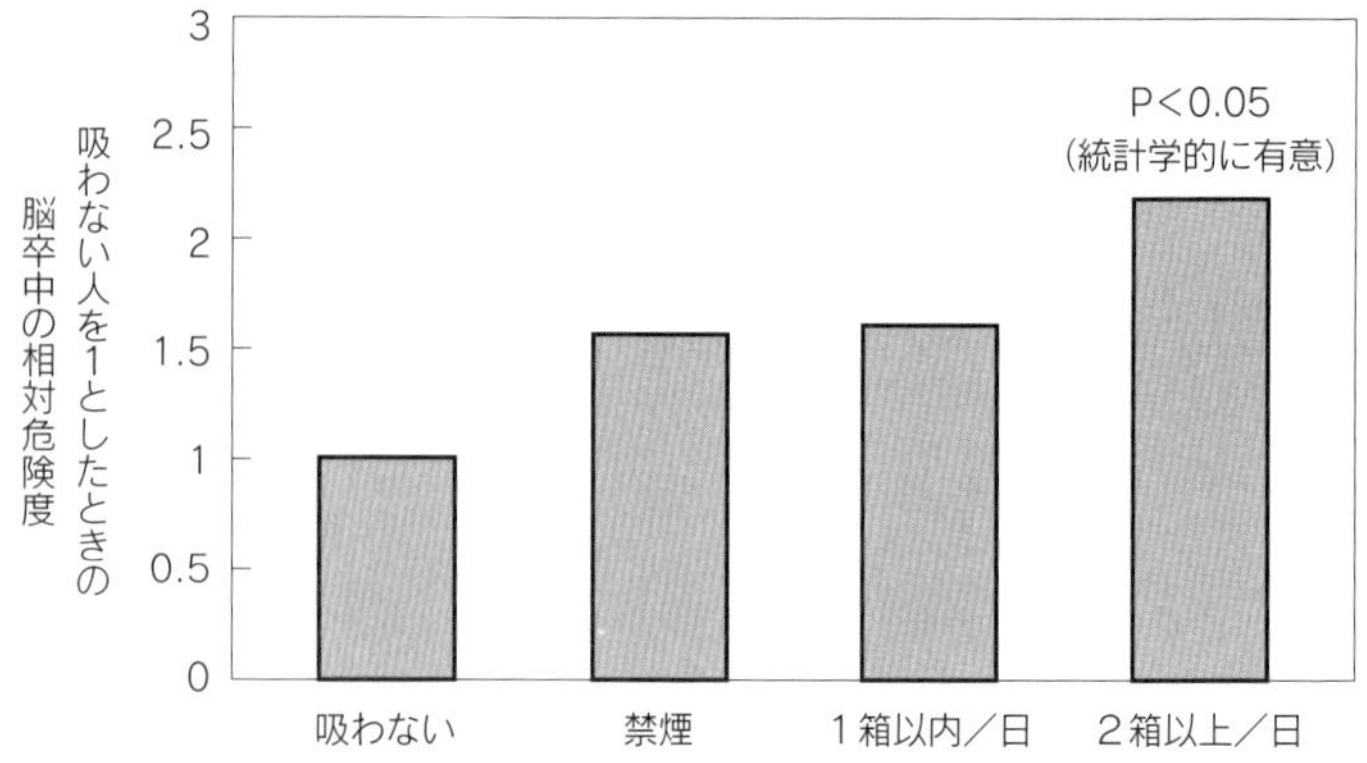

図1　喫煙習慣が脳卒中による死亡に及ぼす影響

（Ueshima H, et al. Stroke 2004; 35: 1836-41.より作図）

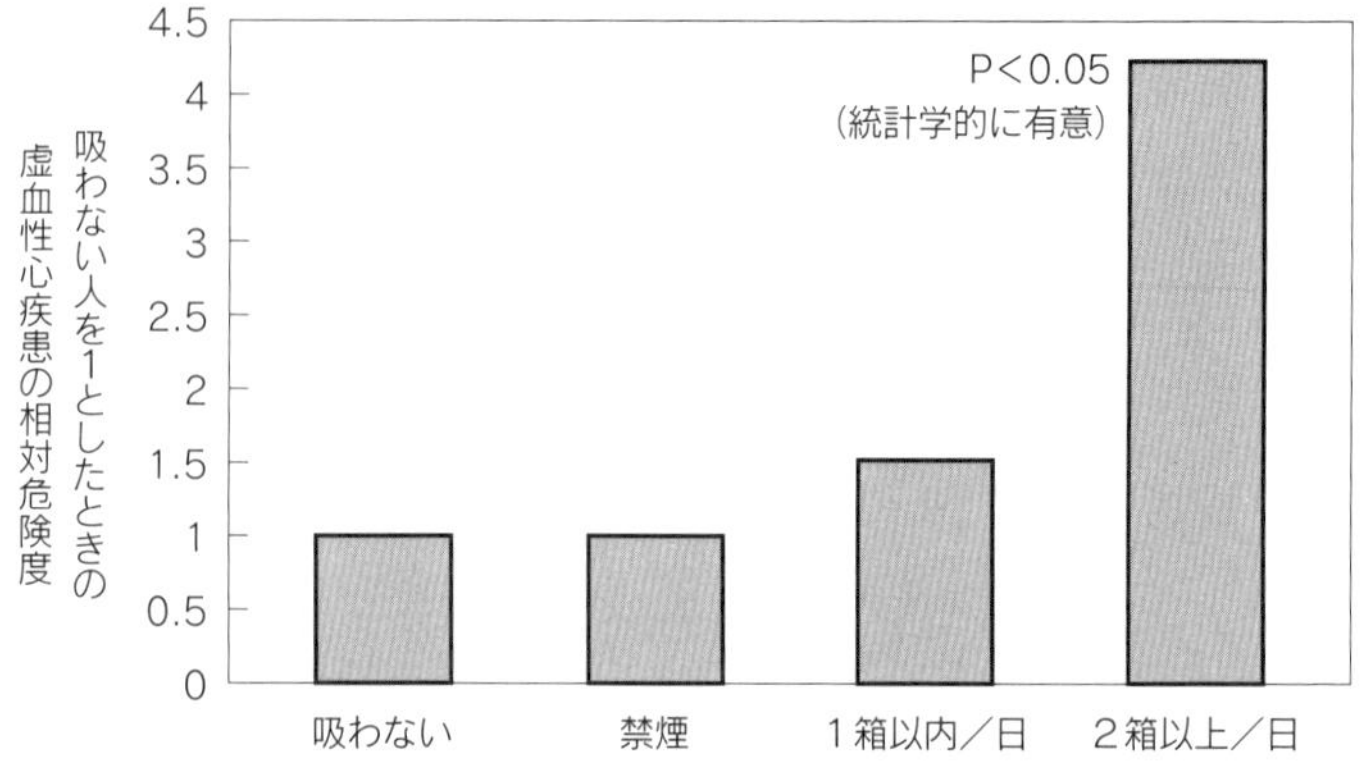

図2　喫煙習慣が虚血性心疾患による死亡に及ぼす影響

（Ueshima H, et al. Stroke 2004; 35: 1836-1841.より作図）

ています。

また、血中HDLコレステロール（善玉コレステロール）値が低い人も、禁煙すると上昇します。喫煙によって血液が固まりやすくなった状態になっていても、禁煙することで改善します。

喫煙は健康に対しては「百害あって一利なし」ですので、煙草をなかなか止められない人も、何とか禁煙したいものです。いったんは禁煙したものの、食欲がでてしまって体重が増えてまた吸い出してしまった、という人が多くおられますが、一時的に体重が増えても、元に戻すことは可能です。一時的な体重増加に気を取られずに、禁煙を続けましょう。

禁煙したいと思っていても、自分ひとりではなかなか続かないという人も多くおられます。そのような人は、禁煙外来や予防を専門とする看護師、保健師などに相談されるとよいでしょう。

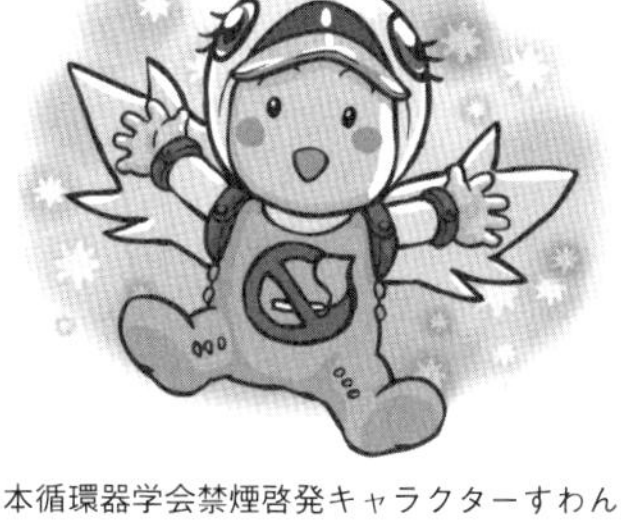

日本循環器学会禁煙啓発キャラクターすわん君

Dr.うえしまの塩切りレクチャー

白衣高血圧と仮面高血圧

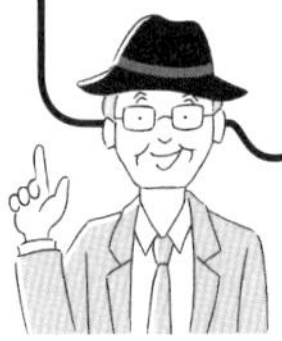

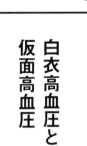

血圧は常に変動しています。これは、私たちがさまざまなストレス状態に陥ったときに適切に対応するための、生理的な調節機能の現れです。たとえば、走競争で「よーい、ドン」の合図までの数秒間、脈拍や血圧が上がるのは、走るための準備態勢に入り、交感神経が緊張するためです。

昔、スイスで開かれた国際高血圧学会議で、腕に自動血圧計をつけた状態で演劇をやり、血圧値がどう変動するかを観せるという催しがありました。演じていたのは医師です。演技中、血圧が大変高くなり、観客の笑いを誘いました。これはまさに緊張からくるストレスにより血圧が上がっていたのです。

病院やクリニックで診察室に入ると急に血圧が高くなることがありますが、これも同じようにストレスで交感神経の緊張が高まるためです。このように、ふだんの血圧は高くないのに、診察室で測定した血圧値や検診時の血圧値が高いことを、「白衣高血圧」といいます。ふだんから血圧が高めの人は、この傾向が強くみられます。なお、職場環境やストレスが原因で、職場に行くと血圧が高くなる、「職場高血圧」というものもあります。

白衣高血圧とは逆に、ふだんは血圧が高いのに診察室で測ると正常という人もいます。このような症状は、診察時には高血圧が隠されて見えないので、「仮面高血圧」といいます。

このような白衣高血圧や仮面高血圧は、通常の高血圧と比べて、循環器に与える影響は違うのでしょうか。通常の高血圧と同様に、白衣高血圧の人は高血圧ではない人と比較して、循環器疾患発症リスクが高いことが報告されています。白衣高血圧の人はストレスや環境変化により血圧が上がりやすいので、血圧が安定している人よりも

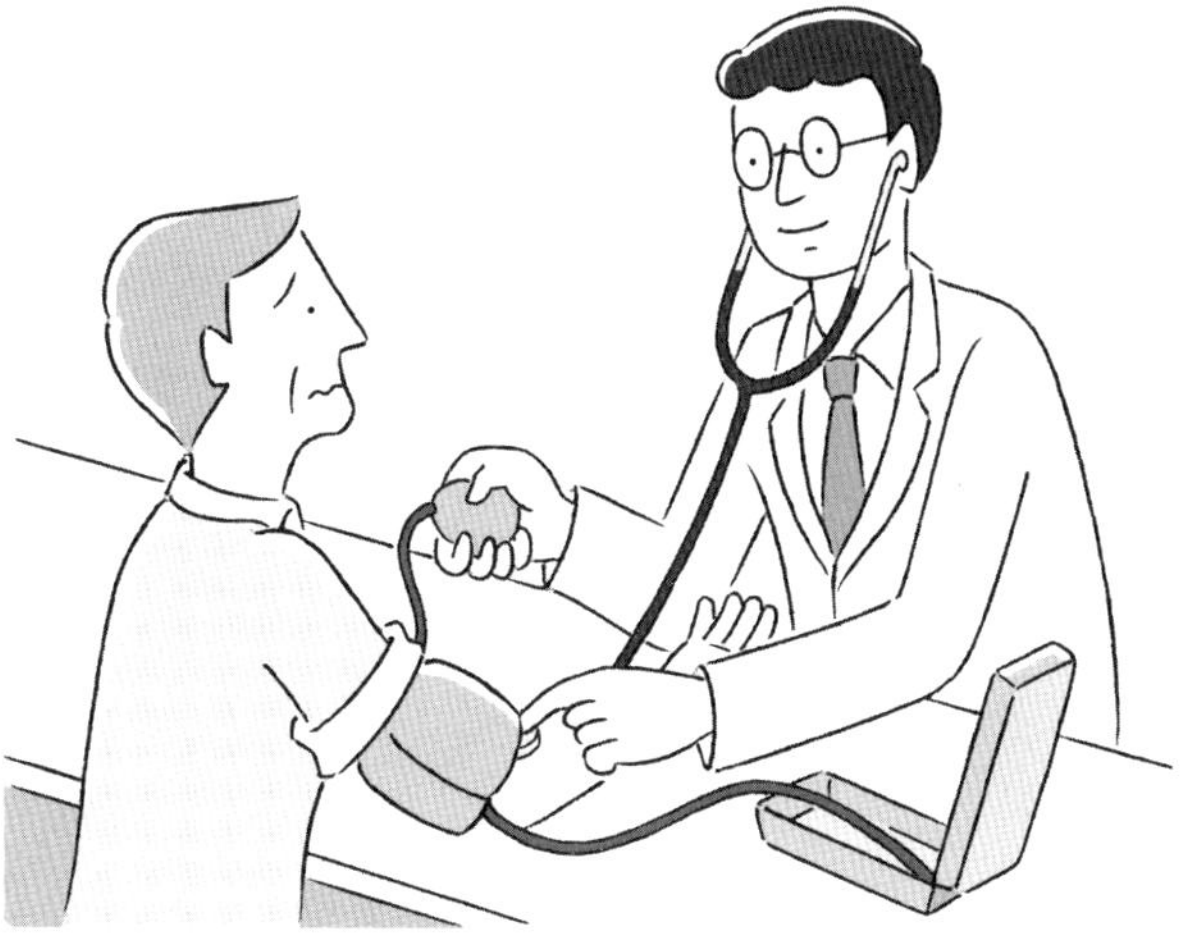

注意深い経過観察が必要です。また、白衣高血圧は持続性高血圧（診察室でも家庭でも血圧が高い、一般的な高血圧）へ移行するリスクが高いという報告もあります。場合によっては、通常の高血圧と同様に生活習慣の修正（減塩、運動など）を含む治療が必要です。一方、仮面高血圧の場合は、持続性高血圧と同じと考えて治療するのが適切とされています。

第7章

ドクターうえしまの〝豆知識〟

文明人は調味料依存症？
〜サラダに柑橘類を絞るとさっぱりおいしい〜

2014年
4月11日
〜19日

食塩無添加生活を続けていると、それぞれの食材のうま味や香り、食感に敏感になります。長年食べていた料理は何だったのだろうと思い、つくづく、私たち文明人は「調味料依存症」であったと認識しました。塩分が入った汁物、スープの類いは、家では食べなくなり、パンもあまり食べなくなりました。

仕事上、外食の機会も多いのですが、そのときは、食べるものを選ぶようになり、量も少なくなりました。外食した翌日でも、まったく問題なく、家庭の食事で食塩無添加料理に戻れるのが、われながら不思議です。

血圧の調子はよく、降圧薬は半分に減らしたままです。体重増加も見られません。安定しています。

【4月11日（金）朝食】
・秋刀魚の焼き物　・野菜炒め　・五穀米
自分で生秋刀魚を焼いて、野菜の炒め物を添えました。野菜の炒め物は、冷蔵庫に残っていた野菜に玉葱を加えました。胡麻油で炒めると風味がよいですね。ご飯は、残っていた五穀米をいただきました。

【4月12日（土）夕食】
・イカミンチハンバーグ　・焼き揚げ豆腐　・茹でほうれん草　・ガシラの唐揚げ
釣ってきたガシラは唐揚げにしました。唐揚げは私でも簡単にできます。ほうれん草は茹でただけで、その味を強く感じることができます。揚げ豆腐をフライパンで焼いたものは私の大好物です。妻の作ったイカのハンバーグにも塩分は入っていません。ご飯は、白米をいただきました。

【4月15日（火）朝食】

・鰤の焼き物　・ガシラ唐揚げ　・茄子、芋、菊菜の天ぷら
・酢とオリーブオイルをかけた生野菜のサラダ　・かやくご飯

焼いただけの鰤は、無塩でもうま味が凝縮しています。かやくご飯（揚げ豆腐、蓮根、糸蒟蒻、昆布の細切り、人参、鶏ささみ入り）は、具だくさんで風味もよく、もちろん無塩です。わが家では、いろいろな種類のかやくご飯が出てきます。

【4月16日（水）夕食】

・野菜と豚肉のトマト煮
・アボカド、キュウリ、玉葱、山芋入りの豆腐サラダレモン風味
・トマトを切ったもの　・かやくご飯　・マーマレードをのせたヨーグルト

今日の夕食は、妻の新メニュー「豆腐サラダレモン風味」の登場です。冷たくてさっぱりとしていてなかなかでした。これだけの量の野菜を食べるのは、少し大変でした。最近は、デザートでプレーンヨーグルトの上に好きなものをかけて食べる

ようになりました。

【4月19日（土）朝食】

・鰯フライ　・ゴーヤと豆腐のサラダ　・レモン風味のミニトマト、レタス
・雑穀と小豆入りのご飯

「朝から鰯フライ?」と思われる方もおられるかと思いますが、わが家の朝食は豊かな食材を使った、なかなか手の込んだ料理が多いです。値段は抑えています。ゴーヤと豆腐のサラダはゴーヤの苦みが効いていました。おすすめです。

パンは意外と塩分が高め

2014年
4月21日
～30日

普段の食事は妻が作りますが、不在の時は自分で作ります。私の得意料理である餃子も、食塩無添加生活を始めてから、具、タレともに無塩にしました。無塩の焼きそばも、抵抗はありませんでした。

ある日、私が「食パンは塩辛いのでもう食べない」と言うと（本当に、食パンを塩辛く感じるようになったのです）、妻がパン焼き器で無塩パンを作ってくれました。ふわっと仕上がり、これにジャムをつけていただきました。パン好きの方は、家庭で作る無塩パンはおすすめです。

【4月22日（火）昼食（妻の料理）】

・焼きそば（麺に一人前あたり0・2gの塩分が入っている）

・筍とわかめの煮物　・チャーハン

1食分の焼きそば麺はナトリウムが141mgなので、塩分に換算すると0.4g弱になります。2人で分けて食べるので、0.2g程度の塩分量になります。焼きそばにはたくさんの野菜を入れて炒めます。ソースやそのほかの調味料を加えないこと以外は、普通の焼きそばと同じように調理します。

筍とわかめの煮物は「出会い物（食材同士がよく合っている）」ですね。風味がよいです。

【4月27日（日）朝食（妻の料理）】

・豆腐入りコロッケ（豆腐、じゃがいも、山芋、牛ミンチ）
・オリーブオイルをかけたレモン風味のサラダ（トマト、アボカド、玉葱、きゅうり、レタス）
・鰊《にしん》と茄子の煮物（醤油味なし）
・生姜風味のかやくご飯（揚げ豆腐、ごぼう、生姜、昆

表　パン100gに対する塩分相当量一覧（g）

食品名	塩分相当量（g）
食パン	1.3
コッペパン	1.3
フランスパン	1.6
ロールパン	1.2
クロワッサン	1.2

（日本食品標準成分表2015年版［七訂］より作表）

布）　・ヨーグルト

コロッケは柔らかくてまとめるのが難しかったとのことでした。鰊と茄子の煮物は、昔懐かしい味で、鰊の風味やコクと茄子がよく合っていました。

【4月27日（日）昼食（妻の料理）】

・自家製無塩パン（水の代わりに豆腐を入れる）　・朝食のコロッケ
・残り物の生節サラダに火を通し、アボカド、ヨーグルトを加えたサラダ
・野菜の煮物（昨晩の鍋の残り物に、キャベツとお揚げを入れて卵でとじた）
・ジャムをかけたヨーグルト

調味料を加えていないので、残り物を簡単に混ぜ合わせられます。食塩無添加料理の特徴です。

【4月29日（火）夕食（私の料理）】

・厚揚げ、白菜、わかめが入った鍋料理　・鰆と鶏肉の焼き物とトマト

・残り物のかやくご飯　・清酒少々

男の料理は簡単です。市場で旬の鰆を見つけ、半身を買い、食べる分を切り分けて焼いてみました。それだけで、コクがあります。そのまま焼いた鶏肉のうま味に余計なものを加える必要はありません。定番の厚揚げ鍋もいただきました。

随時尿のナトカリ比の変動
～夜間尿と朝食前は高い～

2014年
6月27日

家庭での食事は食塩無添加料理にしていますが、週に数回は外食をしています。そのため、アマゾンの奥地に住むヤノマミ族の人々のように、24時間蓄尿中のナトリウムがほとんどゼロに近いような値にはなりません。今日も塩分換算で４・８ｇもナトリウムが排泄されていました。外食の機会が少なければ、塩分摂取量は１日３ｇ未満になっています。ヤノマミ族の人々は、食べるものは狩猟により調達する生活です。つまり、塩分が添加されている加工食品を食べる習慣はありません。私たちはそんな生活を送ることはとても不可能です。したがって、塩分摂取量1日3～5g未満が達成可能な目標値でしょう。

◆ナトカリ比の日内変動

随時尿のナトカリ比をせっせと計っていると、ナトカリ比に日内変動があることがわかりました。夜間と朝食前までの随時尿は、昼間や夜寝る前までの随時尿と比べて、ナトカリ比が高いのです。夜間や朝食前の随時尿のナトカリ比は、1.0～2.0程度、昼間は、0.1～0.9程度です。外食で懐石料理を食べた後は、3.0に近い値でした（塩を多く含むものは食べませんでしたが）。

夜間尿のナトカリ比が高いことは、Hypertension Researchに報告した論文でも同様の傾向が見られました。※ とくに私は、昼間に野菜をたっぷり食べるので、昼間はナトカリ比が低くなると思われます。どうも、Na^+よりもK^+の方が早く排泄されるようです。体液として貯留するのはNa^+を含む水分がおもですので、それは理にかなっています。

ところで、これから暑くなり脱水の問題がありますが、私は外で汗をかきながら長時間体を動かすことはないので、今のところそのような症状が出たことはありません。ただ、私に合わせて食塩無添加料理を食べている妻は、暑い日に外で畑をしていたら体がだるくなったと言っていました。チーズを少し多めに食べたら治ったとのことです。妻は、「あれは脱塩による脱水症状だった」と主張していますが、脱水症状であったとしても、それが塩分を減らしたためかどうかはわからないというのが私の考えです。最後に、自分で作った昨日の夕食を紹介します。

・卵ととろろかけご飯　・揚げ豆腐と野菜の炒めもの（好物です）
・鱈と鶏肉せせりの焼きもの　・ビール少々

海産物には塩分が含まれているため、鱈は少し塩味があります。とろろと卵を混ぜたものよりも、生卵だけをご飯にかけて食べたほうが卵の風味を味わえておいしいので、次から混ぜるのは止めにします。わさびを添えるとなおよいです。

※Iwahori T, Ueshima H, Miyagawa N, et al. Six random specimens of daytime casual urine on different days are sufficient to estimate daily sodium/potassium ratio in comparison to 7-day 24-h urine collections. Hypertens Res 2014; 37: 765-771.

なぜ減塩はメタボ対策にも役立つか

2015年
2月6日

食塩無添加生活を始める前年に、1年間に体重を5kg減らしました。現在の体重は55kg前後を維持しています。妻に笑われるくらいお腹がペチャンコになり、ズボンもゆるくなり、ベルトの穴を一つ足しました。

減塩よりも減量のほうが、私にとっては難しいという話をしましたが、それは、食塩無添加生活をしていないときであり、今の食事にしてからは、体重コントロー

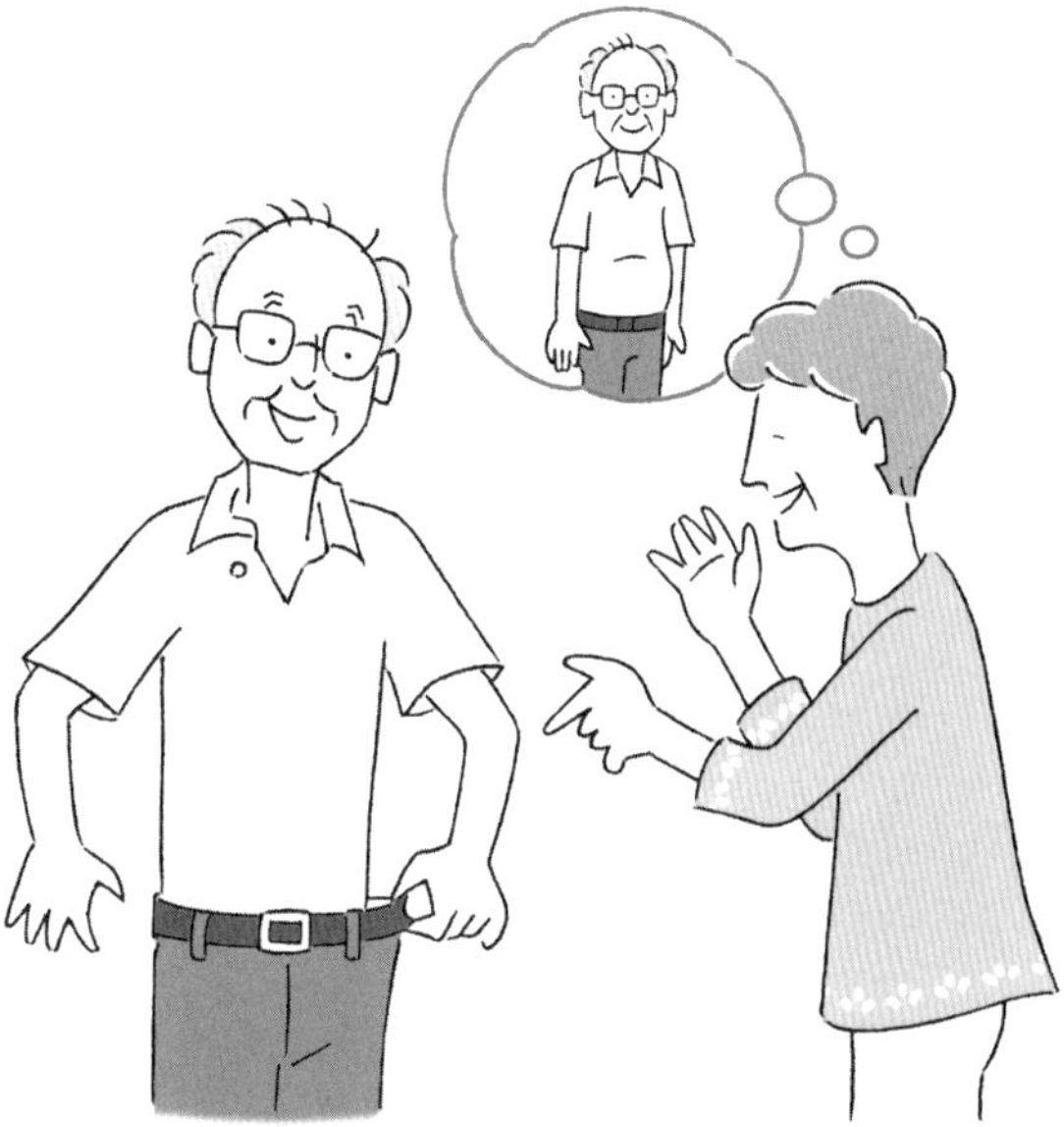

ルも楽になりました。これは、メタボリックシンドローム（メタボ）の人が、食塩無添加生活をすると、メタボの解消につながることを意味しています。

なぜ、食塩無添加生活あるいは減塩生活にするとメタボの予防になるのでしょうか。多くの場合、直接の効果ではなく間接的なものだと考えています。もっとも大きな要因は、食事への感心が高くなることです。さらに、ある程度は直接的と言えますが、薄味の食事は米飯を中心とした穀類の食べ過ぎを抑制します。これは、梅干しや漬け物だけでご飯がおいしく食べられることからも容易に理解できます。

食塩無添加生活をしていると、袋物や加工食品に、ナトリウムがいくら入っているのか、栄養表示を見ることが習慣になります。このとき、エネルギーも見ることになります。ナトリウムのmg数と、親切な場合は、食塩（NaCl）換算量と、一袋当たり、あるいは100g当たりのエネルギー（kcal）が記載されています。塩分量も気にすることで、おのずとどれくらいのカロリーがあるか、自覚できるわけです。これはよい副産物です。

◆油にもこだわってみましょう

油を使うと無塩でも料理がおいしくなります。そうすると、油の種類が問題になってきます。普段からコーン油、オリーブ油、胡麻油などのコレステロールが上がりにくい油を選びましょう。ちなみに、魚の油はコレステロールと中性脂肪を下げる作用がありますので、脂の乗った鰺、鯖、秋刀魚、鰯、鰤、鮪などの刺身は脂質異常症の治療食といえるほどです。

私はもともと、チーズを余り好まないので、ピザぐらいしかチーズを食べることはありませんでした。チーズが好きな人が減塩を目的としてチーズを控えると、コレステロールも低下します。水分を除けば、チーズの半分は蛋白質で、半分は乳脂肪分です。乳脂肪は飽和脂肪酸というコレステロールが上がりやすい脂肪分が多く含まれています。もちろん、チーズを控えた分、エネルギー摂取量が減少すれば中性脂肪も低下します。

私は無類のうどん好き・麺類好きでしたが、食塩無添加生活を実践してから自分でも驚くくらい麺類を食べる機会が減りました。以前は妻がいないお昼は、昆布と鰹でうどんのつゆを作り、「うまい！」と自己満足していました。今ではそれも減り、妻も驚いています。それに、柿ピーやあられ、かき餅も大好きでしたが、これも、たまにしか食べなくなりました。なんやかんや併せると、血糖の上がりやすい炭水化物の摂取量が減りました。これが減量とその維持に役立っていると思います。

というようなことで、減塩生活（私は食塩無添加生活です）は、メタボ対策にもなるというわけです。

新鮮！　簡単！　鰯の酢のもの
～脂質異常症にもよい～

2017年
9月1日

先日、ある講演会を終えた会場で、酸素ボンベを引いておられる年配の方と話をする機会がありました。「減塩食を実践しているがおいしくない」とのことでした。「新鮮で、上等な食材を使っているからおいしいのでは？」と質問され、「いいえ、必ずしもそうではありません」と答えました。たとえば、今日紹介する料理は、安くて新鮮な食材を使った一品です。近所の市場で、小鰯６匹（１８０円）を買い、蒸すのが面倒なため、ただ水で煮ました。それに酢とレモンをかけ、つけ合わせに、キャベツ、人参、玉葱、鶏肉の炒め物をいただきました。おそらく、食材の総額は２００円かかっていないと思います。

旬の鰯は安いです。とくに今年は豊漁とか。鰯や秋刀魚などの背の青い魚の脂は、コレステロールと中性脂肪を低下させるため、脂質異常症の改善作用があります。

脂質異常症の人は、鰯なら６匹、秋刀魚なら一匹（約70ｇ）、鯖なら一切れ（約70ｇ）を目安とし、それ以上なら、なおよいと思います。脂質異常症の人は、魚の食べすぎによる問題は起こりません。

塩分摂取量が多いとき、カリウムを多くとっても血圧低下効果は小さい

2018年
5月29日

栄養と血圧に関する国際共同研究（インターマップ研究）の最新の論文が、高血圧専門誌「Hypertension」に公表されました。[※] 塩分（NaCl）を摂取すると血圧が上昇するのは、ナトリウムが原因です（60ページ参照）。その影響は野菜や果物などに含まれるカリウムの摂取で、ある程度は抑制されることはよく知られています。しかし、これは、ナトリウム摂取が多くないときに血圧上昇抑制の効果が大きく、ナトリウムの摂取量が多いと、カリウム摂取による血圧低下効果は小さくなるとの結果が得られました。したがって、カリウムを多くとれば、多少塩分を多く摂取してもよいという安易な考えは通用しそうにありません。

もとより、悪影響を別の物をとって打ち消す、という都合のよいことは、一般的には多くありません。したがって、血圧のコントロールには、一にも二にも減塩が

最優先されます。詳細は塩切りレクチャー（２３０ページ）を参照してください。

さて、今日の料理は鶏の胸肉のカツです。鶏肉のうま味やパン粉と油の風味を感じることができました。カツを作った同じ油で、ブロッコリー、アスパラガスも揚げ、トマト、レタスを添えてできあがり。塩味はパン粉からくるもののみです。

※Stamler J, Chan Q, Daviglus ML et al. Relation of dietary sodium (salt) to blood pressure and its possible modulation by other dietary factors: The INTERMAP Study. Hypertension 2018; 71: 631-637.

高齢者の熱中症と塩分摂取量

2018年
7月25日

猛烈な暑さが続いています。消防庁の発表によると、7月16〜22日の1週間に、救急搬送された人は2万2647人に上ったとのことです。高齢者が46%を占め、発症場所の42%が住居でした（朝日新聞夕刊関西発［2018年7月24日］）。

私のように、家庭での食事で厳格な無塩を実施していると、塩分不足にならないかと思われるかも知れません。しかし、減塩している人に熱中症が起こりやすいわけではありません。通常は、身体の体液量は一定であり、血中のナトリウム濃度も一定に保たれています。塩分摂取量多いと、水分とともに尿から排泄されます。私の塩分摂取量は尿に排泄されるナトリウムの量から換算して3g台で、日本人の平均の半分以下です。

通常、急激な多量の発汗があると、水分と塩分が一時的に失われます。そうすると、体液のバランスが崩れるので、水分と塩分の補給が必要となります。また、多量の水溶性下痢により、カリウムが失われることがあります。

暑い時期、汗をよくかくので、私はお茶や冷やした水をこまめに飲むようにしています。塩分の入ったドリンクを飲むことはありません。お茶と柿ピー（小袋０・４ｇの塩分量）のほうが好きです。

住居のなかで起こる高齢者の熱中症は、蒸し暑い部屋のなかで水分を十分とらず、体温調節機能が障害されたことによって生じた可能性が高いと考えています。もちろん、脱水症状も伴っています。熱中症の予防は、暑さ対策とこまめな水分の補給です。世界保健機関（ＷＨＯ）も「減塩に関する誤解」のなかで言及しています（**１３１ページ参照**）。

さて、今日の料理は福井の小浜で釣ったガシラの素焼きとアコウ（キジハタ）の刺身です。ガシラは焼いただけ、さっぱりとしたアコウの刺身は、わさびだけで食べると魚の風味を強く感じることができます。

季節の変わり目、血圧に気をつけよう

2018年
9月10日

暑い夏が終わり、気温が下がってくると血圧が上がります。全国のボランティア約６万４千人の血圧値（自動血圧計で測定）の集計した結果、夏から冬にかけて、収縮期血圧が平均７㎜Hg上昇することが報告されました。※ これから冬に向けて、気をつけて減塩を継続する必要があります。

さて、今日の料理は、釣ってきた豆鯵をフライにして、さつまいもと人参を油で揚げ、焼きピーマンとトマト、レタスを添えた簡単な一品です。新鮮な豆鯵は、フライにしただけでご馳走です。ご飯が進みました。

※Iwahori T, Miura K, Obayashi K, et al. Seasonal variation in home blood pressure: findings from nationwide web-based monitoring in Japan. *BMJ Open* 2018; 8: e017351. doi:10.1136/bmjopen-2017-017351

第8章

〝塩切り〟レシピ

上島家の得意「塩切り」料理① 「餃子」

好物の餃子を皮に含まれる0・2gの塩分のみで食す

2015年
12月11日

本日は私の自慢の料理の一つ、餃子を紹介します。

普通、餃子の皮には1袋に0・4g程度の塩分が含まれていますが、今日食べたものはさらに塩分含有量が少ないものでした（**写真1**）。一袋でわずか0・3g弱、20個食べても、0・2g程度です。餃子の具は、定番の白菜と豚のミンチ肉です。食塩を使うときは、細かく刻んだ

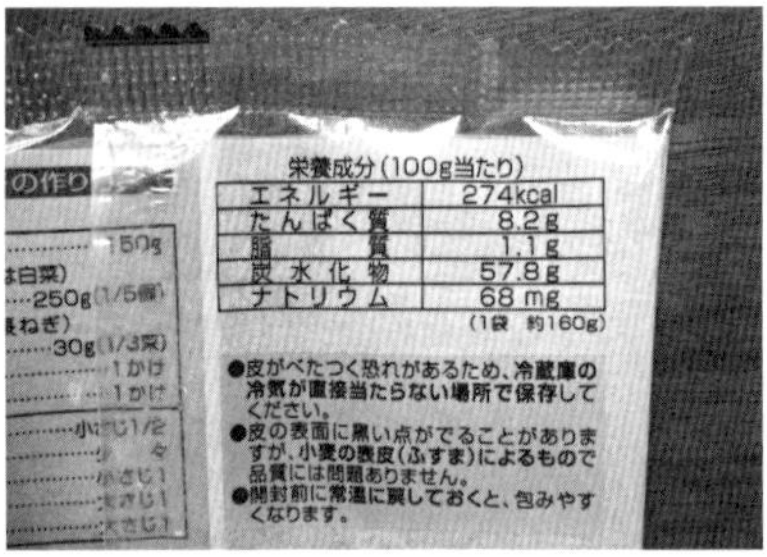

写真1 餃子の皮、1袋食べても塩分0.3g弱に収まります。25枚入りでしたので、20個食べても、塩分0.2g程度です。

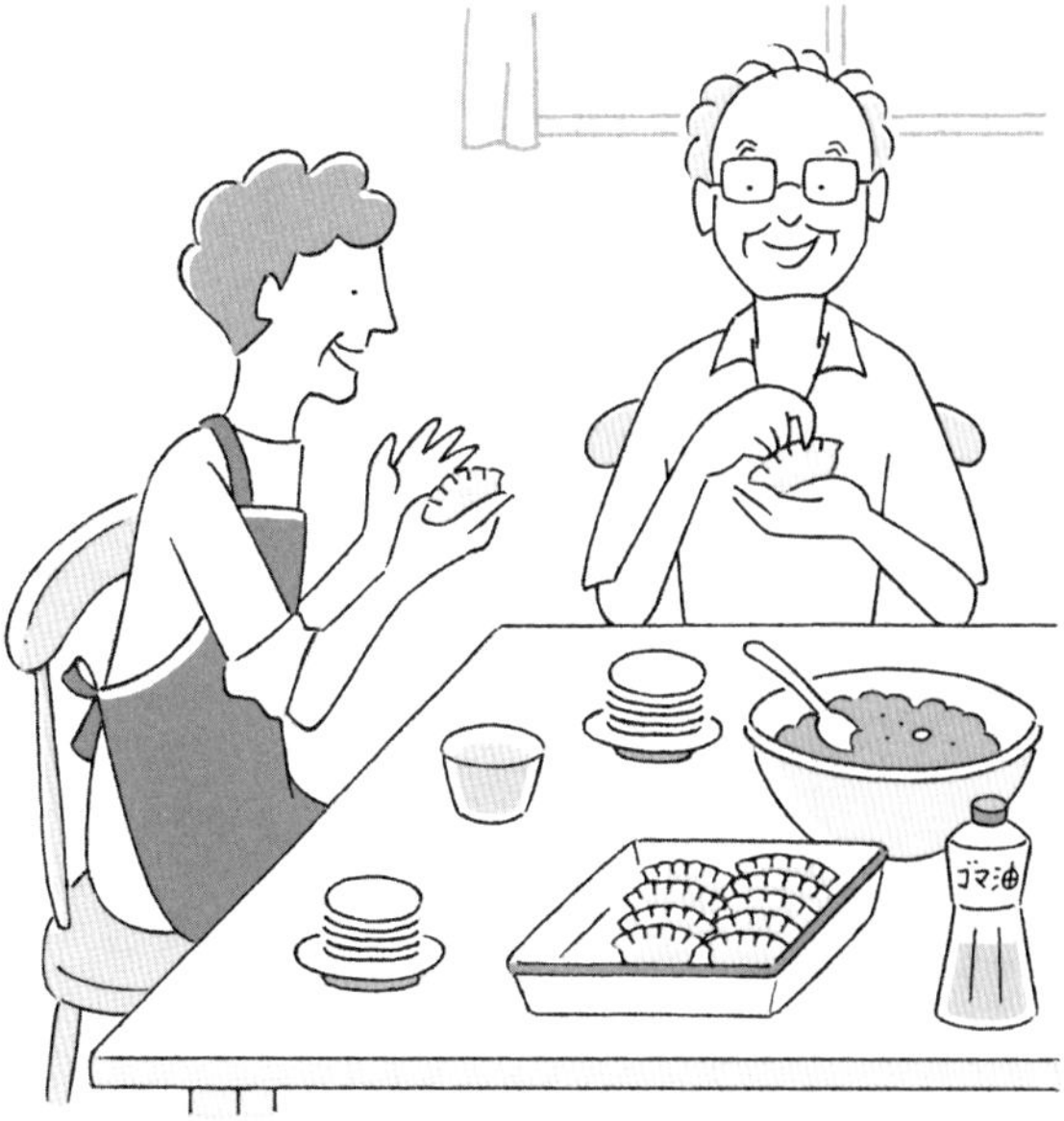

白菜に小さじ1杯程度の食塩をふりかけてよく揉み、水分をとりますが、ここでは食塩を使わずに、ただ刻んだ白菜を手揉みして水分を少し落としました。昔は、さらに醤油を少し入れましたが、今回はなしです。好みで少しだけ胡麻油を具にいれて混ぜるのがポイントです。これは、中国から日本に留学していた友人の某教授から教わった技です。風味づけとのことでした。

この具をよく混ぜて、用意した餃子の皮で包みます。油を引いたフライパンに載せて、焼き上がりがくっつかないように上からちょっと油をさっと走るようにかけ、餃子が3分の1から2分の1くらいつかるように水をいれ、蓋をして焼き上がりを待ちます。

餃子の無塩たれは、酢、ラー油、ニンニクのおろしを混ぜたものを使います。ニンニクのおろしを使うとピリっとします。酢は欠かせません。焼き上がったものをこのたれに浸けて食べ、「うまーい！」と自画自賛します。もし、たれに小さじ2分の1杯程度の醤油を使っても、塩分0・5g程度です。

このようにして、本日の昼食の塩分摂取量は、1g未満に収まりました。

上島家の得意「塩切り」料理②「出汁を使った料理」

無塩出汁で作ったキツネどんぶりと豆腐とわかめのおつゆ

2015年
5月26日

　和食がユネスコの無形文化遺産に登録され、ますます出汁に注目が集まっています。私は昔から無類の麺類好きで、とくに、うどんやそうめんは自分で昆布と鰹節で出汁を取り、薄口醤油で味を調えて食べていました。孫達も私に似て、うどんが大好きです。釣りにおける撒き餌のごとく、うどんを食べるかと問うと、元気な声が並び、ツバメが子に餌をやるような感じでした。それが、食塩無添加、調味料を原則使わない生活になってから、年越しそばなどの例外を除き、おいしい自前のつゆでうどんを食べることもほとんどなくなりました（無塩の出汁でそうめんをいただくことはよくあります）。今日は、うま味たっぷりの無塩出汁でキツネどんぶりを作ってみました。昆布出汁をとり鰹節をいつもよりたくさん入れて、黄金色をした出汁を作ります。それに、揚げ豆腐と、刻んだ九条葱、玉葱、わかめを入れ、最後に玉子でとじ、炊きたてのご飯にたっぷりとかけていただきました。もちろん、醤油は使いません。出汁と野菜、お揚げと玉子のうま味をいただきました。

翌日は、出汁の残りに豆腐とわかめを入れてのおつゆを作り、すべて飲み干しました。

上島家の得意「塩切り」料理③「スープ」

簡単な鶏肉・鱈・野菜スープ

2016年3月14日

孫がインフルエンザにかかったため、妻が看病のため不在となり、連日私の料理が続きました。もっとも、出張があるときは外食をしますが、帰宅すれば食塩無添加料理を作っています。先日は新幹線で出張に行く時も、自分で無塩弁当を作りました。いまどき、新幹線でお手製弁当を食べている人を見かけることはほとんどありませんが、おもむろに輪ゴムを外し、包みの新聞を解いてお弁当を広げます。爺さんなので平気です。

さて、今日は私の作った朝食の一品を紹介します。鱈、鶏肉、揚げ豆腐に白菜などの野菜を煮込んだスープです。調味料は七味のみ、もちろん塩は入っていません。このスープの残りは、妻が上手にカボチャの無塩ポタージュへ変身させます。カボチャの甘みがたっぷりのうま味のある出汁で作ったポタージュに調味料は不要です。是非お試しください。

無塩・減塩のおいしいスープ

2017年
3月29日

食塩無添加生活を始めてしばらくは、無塩トマトジュースを使った煮込み料理や、牛乳入りのポタージュ以外、スープ類は作っていませんでした。しかし最近は、工夫すれば無塩でもおいしいスープが食べられることがわかりました。ここで今まで作った無塩・減塩スープの作り方をまとめてみました。

◆鶏肉、椎茸、昆布、鰹節で出汁を取ったスープ

無塩の鶏肉、昆布、鰹でとった出汁にかぶら、キャベツ、玉葱などの野菜を入れ、鰹節をかけます。出汁と野菜のうま味が調和します。

◆鶏肉とさつまいも・カボチャのポトフ

さつまいもとカボチャは甘味が強く、出汁がなくてもうま味がでます。具材の量は、自分が食べられると思う量を適当に入れて作ります。

◆牛乳無塩ポタージュ

牛乳、豆腐、玉葱、さつまいも入り。豆腐はうま味がでにくいので、甘味の強いさつまいもを入れました。これも量は適当です。

◆春雨入り無塩のおつゆ

出汁に春雨、水菜を入れ、海苔をかけたもの。麺好きの私は、春雨が入っているとなんでも好物になります。

◆鶏肉のとろみスープ

鶏肉のスープに、卵、ご飯、トマト、レタス、新玉葱、人参を入れました。ご飯がとろみになっています。ご飯が少なめだったので、雑炊というよりスープという感じでした。

◆卵と豆腐のスープ

豆腐と卵をかきまぜてとろとろにしたものを、少しずつ煮立てた出汁に流し入れて作りました。薬味として岩海苔を乗せます。

魚のアラを生かしたおいしいポタージュ

2017年
11月13日

今日の料理は魚のアラから取れた、絶品の出汁をたっぷり使ったポタージュです。甘味の強いカボチャ、さつまいもと、昨夜の残りの煮物野菜をミキサーにかけて、少量の牛乳を加えてポタージュにしました。さらに、そのポタージュに七味をかけました。「おいしい!」。今日はこれと一緒に、野菜たっぷりのチャーハン、アボカドのヨーグルト和えをいただきました。

上島家の得意「塩切り」料理④「ピカタ」

スープと鶏肉のピカタ

2016年
4月26日

今日の朝食は、昨日のご飯の残りを、妻が無塩の雑炊にしてくれました。卵、ミニトマト、レタス、新玉葱、人参を鶏肉のスープで炊き込みました。思わず「うまいなー」とつぶやきました。鶏肉のスープのうま味に、新玉葱の甘み、トマトの酸味と甘みが混ざり、レタスの食感も加わり絶品でした。朝は味覚が敏感なので、薄味の料理を食べるにはもってこいの時間帯です。

この雑炊に、茹で鶏のピカタ（スープを取った残りの鶏肉に、卵をつけて油で焼いたもの）に、野菜と揚げ豆腐の炒め物、生野菜とリンゴを添えました。

雑炊を食べても塩分が入らないのは実に安心できます。雑炊はおかわりをしました。世の料理研究家の方々は、このようなおいしい無塩料理や減塩料理を考え出して欲しいものです。

無塩の鱈の切り身のピカタ

2016年
5月25日

生の鱈をフライパンで焼き、小麦粉をつけ、さらに溶き卵をつけて焼きます。この料理は、卵の風味と無塩の鱈がよく合います。朝は味覚が敏感なので、一緒に添えた豚肉、新玉葱、コンニャク、ピーマン、ごぼう、人参、舞茸の炒めものも、無塩で抵抗なくいただけました。初夏のミニトマトはとても甘いです。

上島家の得意「塩切り」料理⑤「その他」

おいしい無塩煮込み料理の２品

2016年
2月20日

今日は、牛乳と無塩のトマトジュースとを使った二つの無塩料理を紹介します。一つは油で揚げた旬の牡蠣と豆腐を、ブロッコリー、玉葱などの野菜とともに牛乳で煮込んだものです。牛乳と牡蠣のうま味に油の風味が加わった一品です。油で揚げるのが面倒なときは、そのまま煮込んでもよいです。好みに応じて、胡椒や生姜、七味、山椒などの香辛料を使ってください。

もう一つは無塩トマトジュースを使った煮込み料理です。具材は旬の鱈にトマトや菜っ葉です。トマトのうま味と酸味がたっぷりの無塩煮込み料理となりました。トマトジュースはうま味と酸味のバランスがよいので、私の大好きな食材の一つです。

この二つの料理は簡単で、料理経験が乏しい男性でも簡単にできます。塩分を減らそうと思っている方の入門料理としても、うってつけです。是非試してみてください。

鱈を使ったコクのある季節料理の一品

2015年
1月30日

冬場のあっさりした味の鱈を無塩でおいしく食べるコツは、一つは、オーブンで単純に素焼きすること、もう一つは、トマトを使うことです。冬のトマトは生で食べても甘みやコクはもう一つですが、鱈のムニエルとトマトを一緒に煮込むととてもおいしくいただけます。この料理は妻が作った料理で、私は、まだこのような料理を作る技を身につけていません。学習には時間がかかるようです。

最近、シークヮーサーを野菜にかけています。スダチやレモンもよく使います。香りの季節物としては柚子がよいですね。

簡単にできるおいしい無塩の鶏肉焼

2016年
3月5日

丸三日間、仕事で外食の日が続きました。しかし、帰ってきた日の夕食からは何の苦もなく、いつもの食塩無添加生活に戻ります。今日の鶏肉料理も、塩を含む調味料は一切使っていません。

鶏肉は焼いただけで、香ばしさとうま味がたっぷりです。さらに、韮の卵とじ炒めは、卵のうま味と油が馴染み、何も調味料を必要としない一品でした。さらに、ミニトマトと茄子の炒め物が添えられていました。是非一度、鶏肉は焼いただけでおいしいということを皆さんも体験してみてください。

お好み焼き風の豆腐料理

2016年
5月12日

今日の朝食は、妻の作ったお好み焼き風の豆腐料理です。豆腐に新玉葱、アスパラガスの刻んだものを入れて、小麦粉少々と卵を混ぜ合わせたものを無塩で焼き上げてあります。妻がフライパンで焼き上げているものを、私が「よいしょ」と宙返りさせ、うまく着地させました。妻はこの技が苦手らしい。

卵と野菜の風味で、豆腐臭さが消えていました。焦げ目の香りもよかったです。

夏場の減塩味噌汁

2016年
6月10日

夏と冬とで血圧値が異なることは昔から知られています。平均して、夏は収縮期血圧が7㎜Hg程度低下するので、降圧薬1剤分に相当します。その例にもれず、5月中旬以降、私の最大血圧も110㎜Hg前後にまで低下することがあります。低血圧の妻は、もともと100㎜Hgを切ることが多かったので、食塩無添加生活により、さらに血圧が低くなっているようです。暑いときにはちょっと動くと「疲れる」といいます。本当にそれが塩分不足のためかどうかわかりませんが、とにかく一度味噌汁を作ってみようというので、約1・0gの味噌を使い3杯分の味噌汁を作りました。私の好きな揚げ豆腐入りです。味噌1・0gで3杯分作ったので、1杯0・3g～0・4 g程度の塩分量になります（一般的な味噌汁1杯の塩分量は1・2g）。かなり薄味の味噌汁でしたが、満足できました。

無塩の煮物、野菜の重ね煮

2017年
4月20日

今日は妻が作った野菜の重ね煮を紹介します。煮物は調味料を入れて具材を煮ますが、野菜の重ね煮は野菜に含まれる水分で煮るため、そのうま味で具材を食することになります。

◆作り方（上島嘉美）

重ね煮は、火を通りやすくするために千切りか薄切りにすることが多いですが、今回は根菜を乱切りにしてみました。具材はエノキ、キャベツ、新玉葱、大根、人参、じゃがいも、出汁をとった後の昆布です。大根、人参、じゃがいもは火が通りにくいので圧力鍋を使いました。水を入れず、エノキ、白菜、玉葱からでる水分だけで煮ます。ここに鶏肉や豚肉を入れるとコクが増します。野菜の甘みがでて、冷めてもおいしく食べられました。

おいしく簡単な無塩焼きめしと野菜スープ

2017年6月5日

簡単にできる代表的な無塩料理は焼きめしと野菜スープです。焼きめしで大事な点はべたつかないことです。野菜をたっぷり入れるときは、先にしっかりと炒めてから一度とり出します（妻にそう教えられました）。それからご飯を炒め、溶き卵を混ぜます。最後に、とっておいた野菜と焼きめしを一緒にして炒めます。冷蔵庫に肉がなかったので、代わりに無塩のシーチキンを入れました。味の素も少し振りかけ、さらに鰹節を入れます。私はさらに胡椒をたくさんふりかけていただきます。

無塩野菜スープは、豆腐をつぶしたものと揚げ豆腐が入っています。無塩のスープに揚げ物が入っていると風味が増します。

釣った魚のアラの煮こごりを活用
～出汁がおいしい！～

2017年
7月15日

最近、船釣りに凝っています。2年前に紹介された、福井県小浜市若狭湾の根魚釣りの船に乗り、期待していた以上に大きい魚が釣れたからです。後で知ったことですが、新米の私にも釣れるように船長が船を操り、私の釣り座にポイントが来るように配慮してくれていたのです。今では常連の一人になりました。

ここでは高級魚として名高いアコウ（キジハタ）ですら、30～40㎝クラスのものが釣れます。数が多く釣れるガシラ（カサゴ）は、瀬戸内海のものとは異なり、サイズが大きいです。

釣った魚は刺身や焼き物（無塩）にして食べますが、当然アラがでてきます。アラは、カラ揚げにして食べていましたが、処理仕切れず、先日アラをすべて鍋で煮てみました。その出汁をパックに入れて冷蔵庫に保存しておいたところ、煮こごりとなっていました。「これだ！」と思い、この煮こごりで野菜や豆腐を煮ました。味は、「うーん、実においしい！」というのが感想です。もちろん、塩や醤油は一切添加していません。

身は、箸とフォークでせっせと集めて、小骨を取り除き、野菜を混ぜ、かき揚げのようにしていただきました。とても贅沢な逸品でした。

梅の実をジャムにする
～甘酸っぱくておいしい～

2017年
8月7日

梅干しが好きな方は多いと思いますが、塩分を多く含むのも事実です。私は、食塩無添加生活を実践して以来、梅干しを口にすることがほとんどなくなりました。しかし、梅に罪はありません。梅の酸味は食欲を増します。そこで、いつもは放っていた家の庭の梅の実を使って、妻がジャムを作りました。作っているときからとて

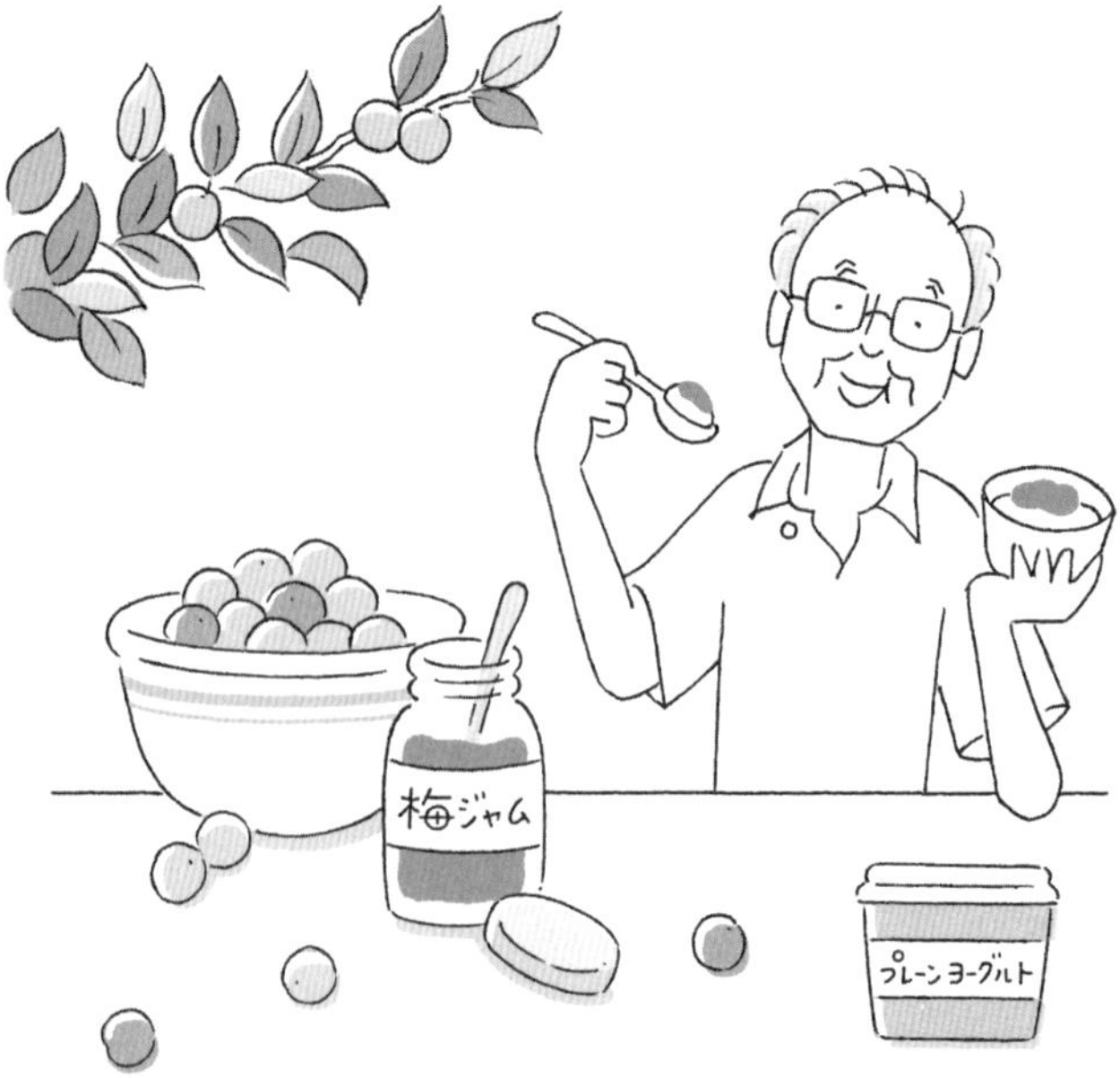

もよい香りがして、思わず「何作ってるのや？」と聞いてしまいました。

デザートのことは、今までほとんど取り上げてきませんでしたが、私はヨーグルトが好きです。おもに朝食時に、プレーンヨーグルトに好きなトッピング（ナッツや干しぶどう）をして楽しんでいます。今回はできあがった梅のジャムを、ヨーグルトにかけてみました。これは絶品です。来年からは、梅を買って、もっとジャムを作って欲しいと思いました。

上島嘉美（妻）の無塩裏話

ヨーグルトに甘い梅ジャム

夫は朝からデザートが欠かせません。しかも、甘い物が大好きなため、果物だけでは物足りず、ヨーグルトもかならず食べています。牛乳を飲みたがらない夫も、ヨーグルトは好きで毎朝欠かせません。そして、プレーンヨーグルトには必ず何か甘い物をのせています。できるだけ砂糖を使いたくないのでカロリーゼロの〝ラカントS〟（甘味料）を使って、庭にできた梅をジャムにしてみました。冷凍しておいた梅に甘味料かけて電子レンジで処理しただけの簡単ジャムです。酸味があり香りがよく好みだったようです。苺やブルーベリー、リンゴも、冷凍しておくと水分が出やすくなり、少量でも電子レンジで簡単にジューシージャムができます。

すき焼きを無塩で食す

2017年
10月10日

食塩無添加生活を始めてから、すき焼きを食べたことがありませんでしたが、久しぶりに食べたくなりました。すき焼き肉を国産牛にすれば、国産牛の風味で醤油や砂糖を使わなくてもおいしくできるかも……と思い、実践してみました。下地に水分の多く出る野菜（もやし、エノキ、玉葱、椎茸）を敷き、好物の糸コンニャクを添え、その上に、牛肉を細ネギとともに置いてすき焼きとしました。

野菜から十分に水分がでて、水を加えていないので国産牛の風味たっぷりのすき焼きの完成です。この肉は100gあたり400円と少し高かったのですが、妻と2人分、200gもあれば余ります。ちょっとだけ贅沢でしたが、満足です。

ワカサギの天ぷら

2019年
2月19日

先日、行きつけの理髪店のお兄さんから、「2月の初めの琵琶湖岸では、ワカサギが網ですくえます」という話を聞き、試してきました。夜、暗くなってから、ワカサギが産卵のため浜に寄ってくるのを待ち受け、大きな懐中電灯で群れを探し、足下近くのワカサギを狙って網をパシャっとかぶせました。本当だ、捕れた捕れた（**写真1**）。

ワカサギは天ぷらにするのが一番おいしいです。天ぷらは、塩分なしでも油の風味よく、食材のうま味が味わえます。天つゆも塩も、下味も不要です（**写真2**）。

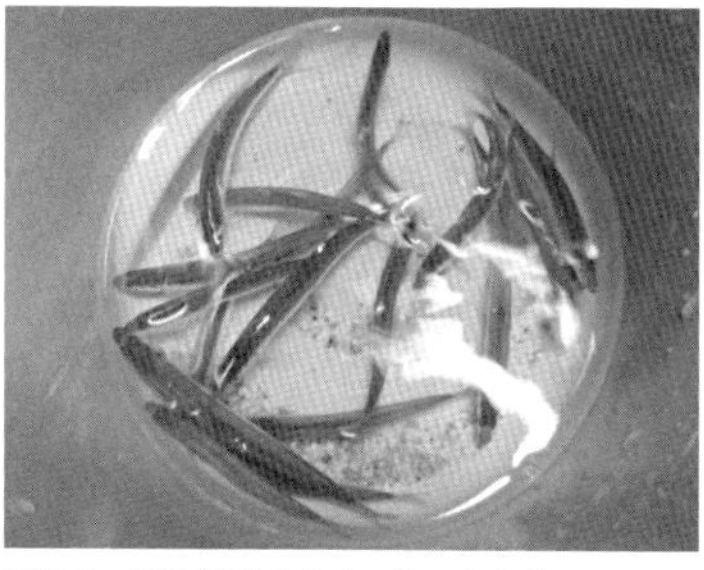

写真1　琵琶湖岸ですくったワカサギ
1時間ほどで結構すくえました。砂も一緒に一部すくっています。

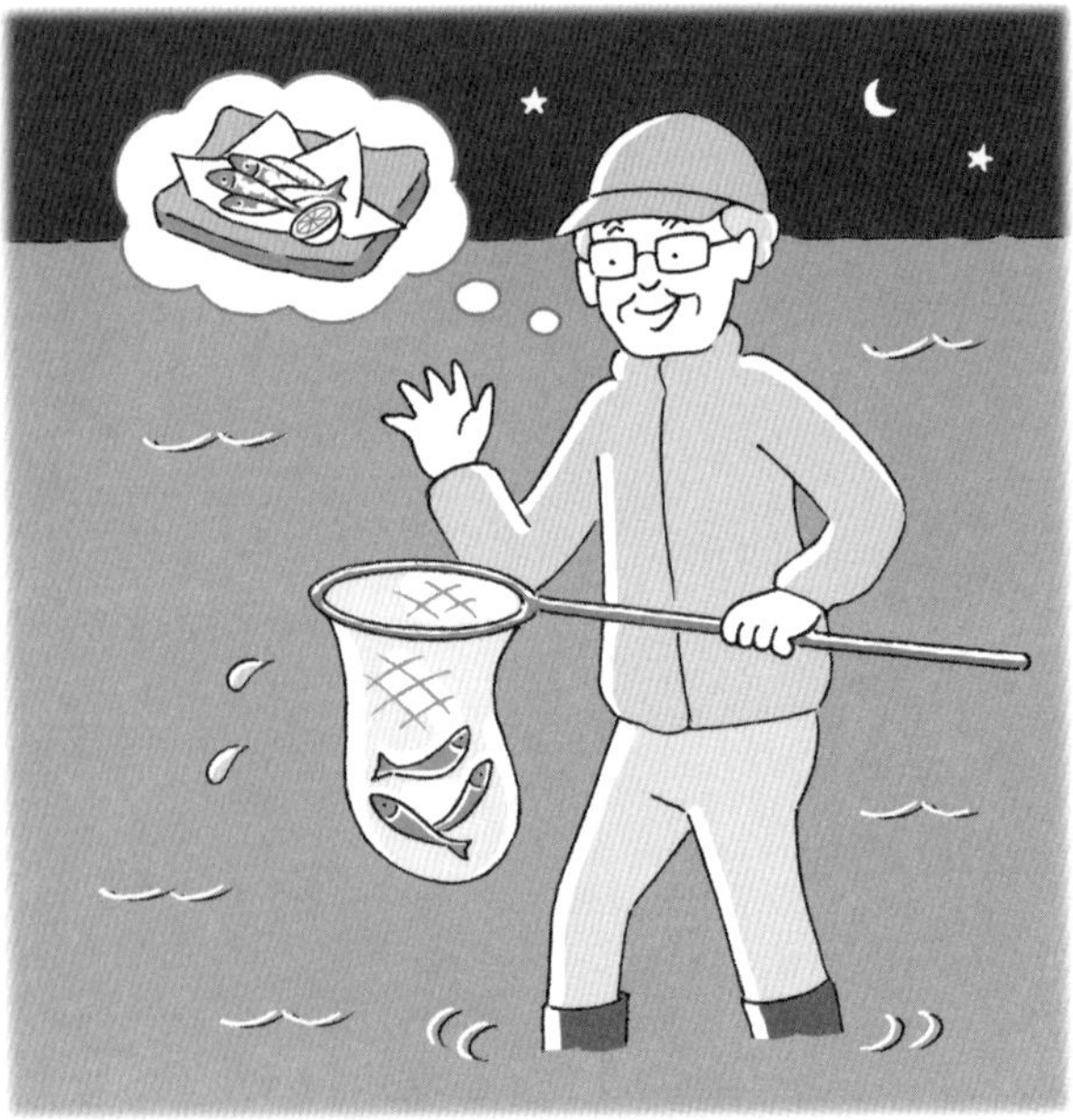

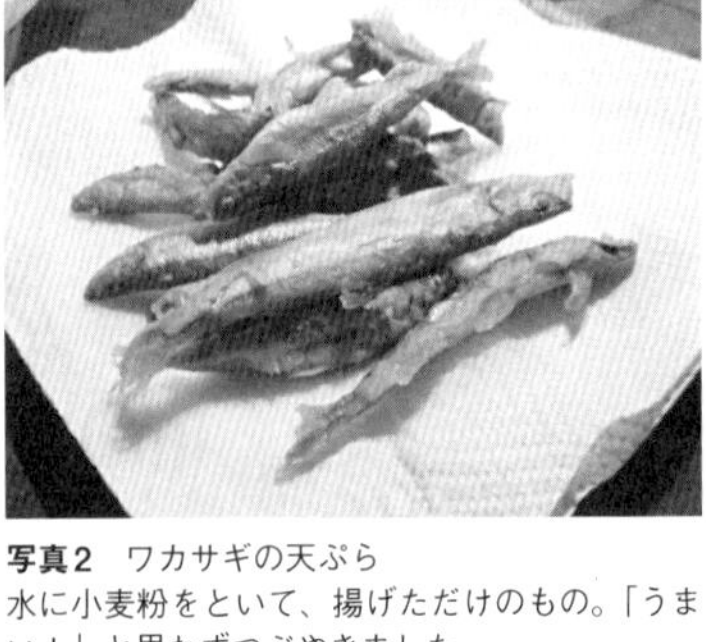

写真2　ワカサギの天ぷら
水に小麦粉をといて、揚げただけのもの。「うまい！」と思わずつぶやきました。

減塩は個人だけでなく家庭全体で

2020年
2月26日

　国民の代表集団として、１万人弱の人々を24年間追跡した研究成績で、家庭の塩分摂取量が多いと、死亡率が高くなったという結果を公表しました。減塩は高血圧のある個人のみでなく、家庭全体で薄味にしていると、家族の健康にとてもよい影響を与えるという結果です（２４３ページ参照）。

　さて、このところ私の血圧は安定してきて、薬の種類や量は変えていませんが、朝の血圧上昇はなくなりました。これ、生活のリズムがよくなったことも関係しているかもしれません。睡眠障害も改善しました。

　今日の料理は、定番のうどん。昆布と鰹節で出汁をとり、乾麺を茹でて、お揚げを入れて、乾燥した小海老をうどんに乗せました。昆布と鰹節、小海老、わかめから出るわずかな塩分のみです、２杯目には卵も入れました。満足満足。

塩分摂取量が多い人は太りやすい!?
～塩分摂取量と肥満の関係～

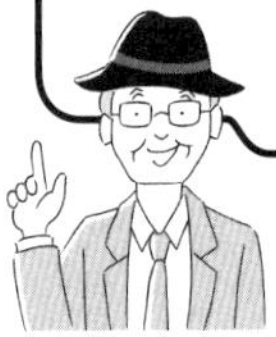

ブログのなかで、自分の体験をもとに、「塩分を控えると肥満の予防にもなる」という話をしたことがあります。塩味の強い具があると、おにぎりがおいしくなります。ふりかけが人気なのは、ほかにおかずがなくても、ふりかけの塩味だけでご飯をおいしく食べられるからでしょう。このことを裏付ける、インターマップ研究の結果を紹介します。

表１　塩分摂取量と肥満との関係

	１日当たりの塩分摂取量（g）	平均BMI（kg/m^2）	１日当たりの塩分摂取量が1g多くなると…	
			BMI	肥満の人の割合
日本	11.6	23.4	＋0.28	＋ 21%
中国	13.3	23.1	＋ 0.1	＋ 4%
英国	8.5	27.5	＋ 0.42	＋ 29%
米国	9.5	28.9	＋ 0.52	＋ 24%
全体	**10.6**	**26.4**	**＋ 0.34**	**＋ 16%**

（Zhou L, et al. Am J Clin Nutr 2019; 110: 34-40. より）

この研究では、1日当たりの塩分摂取量が1g多くなると、BMI※は日本で0・28、中国で0・1、英国で0・42、米国で0・52高くなり、さらに、肥満(BMIが25以上)の人の割合は、日本では21%、中国では4%、英国では29%、米国では24%も多くなることがわかりました(**表1**)。

この結果は、塩味が強いと炭水化物を食べる量が増えるためであると推測され、塩味があればおかずがなくてもご飯が食べられるという日常経験と一致しています。それでは逆に、塩分摂取量を減らせば減量できるかどうかは、臨床試験で確認する必要がありますが、私個人の体験では、減塩は減量に大いに役立ったと考えています。

※BMI:人の肥満度を表す指数。体重[kg]÷身長[メートル]÷身長[メートル]で算出します

魚介類の脂質は動脈硬化予防に効果的

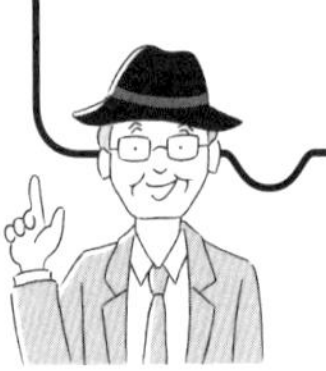

1965年当時、わが国は脳卒中死亡率が世界でもっとも高かったのですが、その後急速に低下し、1980年代に入ると80%以上も低下しました（**74ページ参照**）。がんによる死亡率は低下していませんが、実質、世界一の長寿国となり現在に至っています。ちなみに、欧米に多い心筋梗塞は、わが国では、過去から現在に至るまで少ないまま推移しています。

なぜ、わが国は脳卒中が多発し、心筋梗塞は少なかったのでしょうか。そのおもな理由は、日本人が欧米人よりも血清総コレステロール値が低いことによるのです。血清総コレステロール（その大半を占めるのがLDLコレステロール）値が高いと、コレステロールが血管に沈着し粥状硬化が生じます。これが心臓をとりまく冠状動脈に生じ、それが血栓になると、突然に冠状動脈が詰まる病態が発症し、心筋梗塞が起こります。日本人でも、血清総コレステロール値の高い人は、心筋梗塞を発症しやすいことが疫学調査でわかっています。

それではなぜ、日本人の血清総コレステロール値は低かったのでしょうか。これは、日本人は肉類よりも魚介類を多く食する習慣があったためです。肉類や乳類の脂肪分に多く含まれる飽和脂肪酸とは異なり、魚介類の脂肪分に多く含まれる多価不飽和脂肪酸は、血中のコレステロール値を下げる作用があります。さらに、中性脂肪に対しても低下作用があります。かつて米国人は1日に摂取するエネルギーの40％を脂肪から摂取していましたが、日本人は20％程度でした。このように、日本人は欧米人に比べて、肉類や乳類から摂取する脂肪の量が少なかったのです。しかも、日本人が摂取する脂肪は魚介類の脂肪が多く、この傾向は現在でも続いています。筆者が参加した、栄養と血圧に関する国際共同研究（インターマップ研究）でも、日本人の魚介類の摂取量は米国人、英国人、中国人に比べて大変多いことが認められています。

また、魚介類の脂肪のおもな成分である、エイコサペンタエン酸（ＥＰＡ）やドコサヘキサエン酸（ＤＨＡ）などの不飽和脂肪酸は、血中のコレステロール値に与える影響とは別の作用で動脈硬化を抑制するのではないかと考えられています。実際に筆者らが行った米国との共同研究でも、血中のＤＨＡ濃度が高い人ほど動脈硬化の人の割合が少ないことが見いだされています。今後の研究を待たねばなりませんが、いずれにしても、魚介類を摂取することは、動脈硬化予防にはとても効果的です。

Dr.うえしまの
塩切りレクチャー

塩分の摂り過ぎを「なかったこと」にはできない!?
~カリウムの降圧効果と塩分摂取量~

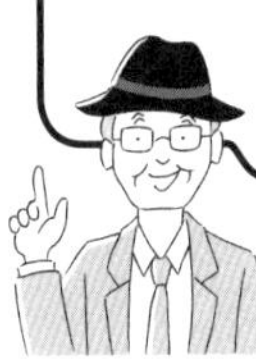

私たちは、ナトリウムをおもに食塩（塩化ナトリウム、NaCl）から摂取しています。そして、ナトリウムを摂取すると水分も一緒に体液として身体に貯留します。体液量が増えると血圧を上げて腎臓からナトリウムと水を排出しますが、血圧が上がりやすい人は、ナトリウムと水の排出の際に、普通の人よりも血圧が上がっています。一方、果物や野菜に多く含まれているカリウムは、ナトリウムと逆の作用を持っていて、ナトリウムを腎臓から排出する働きを持っています。その分、血圧を上げる作用が抑制されるのです。すなわち、塩（ナトリウム）は血圧を上げる方向に、カリウムはその作用を打ち消す方向に働きます。

それでは、ナトリウムを多く摂取しても、カリウムをたくさん摂取すれば血圧が上がることはないのでしょうか。その疑問に対する答えが、血圧と栄養に関する国際共同研究であるインターマップ研究の結果として、２０１８年に発表されました。結果をみてみると、これまでの報告と同様に、ナトリウムの摂取量（2回の24時間蓄尿中のナトリウム排泄量からの推計量）が多い群

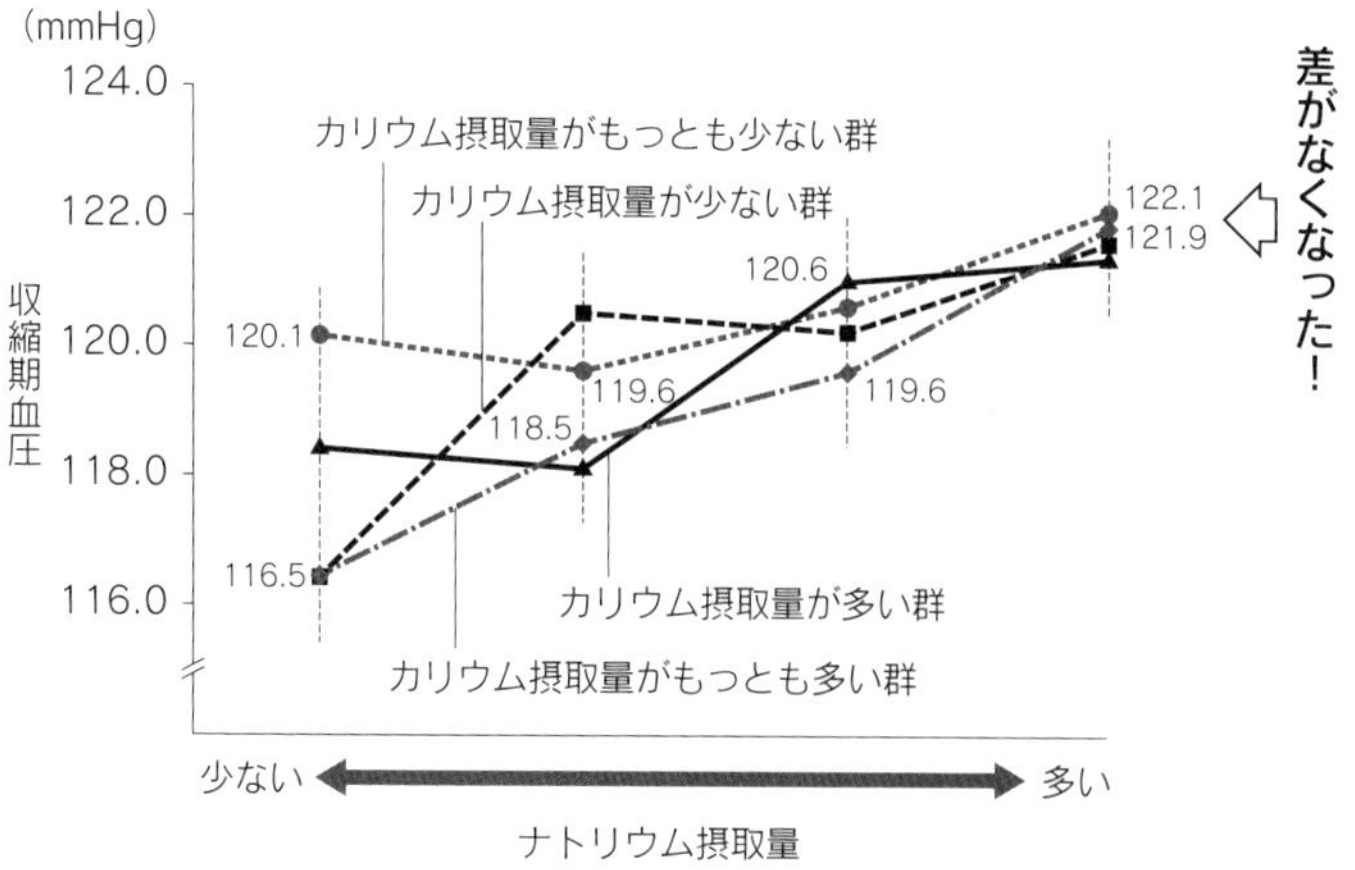

図1 ナトリウム，カリウムの摂取量と血圧との関係
(Stamler J, et al. Hypertension 2018; 71: 631-637. より作図)

ほど血圧値は高くなっていました。そして、ナトリウムの摂取量が比較的少ない群では、カリウムの摂取量が多いと、ナトリウムの血圧を上げる作用は抑制されていましたが、ナトリウムの摂取量が多い群では、その抑制効果は弱くなっていました（**図1**）。つまり、塩分の摂取量が多いと、カリウムの血圧上昇予防効果はあまり期待できないということです。

やはり、高血圧の予防・治療のためには、塩分摂取量をできるだけ少なくすることが、もっとも大切です。

Dr.うえしまの塩切りレクチャー

コレステロール摂取量の上限撤廃の問題

～薬を飲む前に食事を見直そう！～

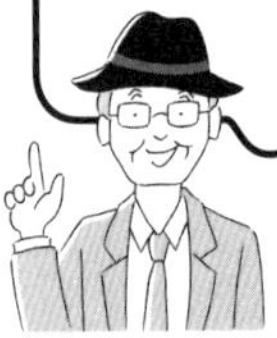

2015年に米国の食事ガイドラインがコレステロール摂取量の「1日300mg」という上限を撤廃すると、日本の厚生労働省も追随するかのように、委員会を開いて上限を撤廃しました。その結果、新聞の家庭欄や健康情報記事に「コレステロールは気にせず摂取してもよい」というような情報が溢れました。そこで、筆者は国民が誤解しないように、上限撤廃の誤りについて啓発論文を発表しました。

米国の食事ガイドラインには、なぜ撤廃したかについての詳細な情報は記載されていません。また、わが国では「コレステロールをいくら摂取しても、身体の自動制御システムが働き、肝臓での産生を減らすので問題ない」という考えがまことしやかに述べられました。しかし、米国の食事ガイドライン公表の後、保健福祉省からこの問題についての続きの論文が発表されたことを、「いくら摂取しても問題ない」と喧伝した人たちはおそらく認識していなかったでしょう。

その続きの論文は、ガイドライン発表後ほとんど間を置かずに、米国でもっとも権威のある雑誌の一つ、「アメリカ医師会雑誌」（JAMA）の2016年2月号に掲載されました。そのなかの文章を引用してみます。

「2015年版ではコレステロール摂取量の上限を撤廃しました。〜しかし、これは、コレステロールの摂取問題はもはや重要ではないということではありません。〜食事ガイドラインの健康的な食事パターンを維持していれば、おのずとコレステロール摂取量は1日当たり100〜300mg／日に収まります」と、なんとも言えない屁理屈で、誤りを修正しているのです。結局、「″コレステロールはいくら摂取してもよい″ということではありません」、ということなのです。

〜 Guidelines to limit consumption of dietary cholesterol to 300 mg/day is not included in the 2015 edition〜. However, this change does not suggest that dietary cholesterol is no longer important to consider. 〜 Examples of healthy eating patterns in the Dietary Guidelines limit dietary cholesterol to a range of 100 to 300 mg/day.

●悪玉コレステロールは食事で改善する

食事から摂取するコレステロールと血清総コレステロール、あるいはlow density

lipoprotein（LDL）コレステロール（いわゆる悪玉コレステロール）との関係については、多くの研究者が研究を行っていて、コレステロールを100mg摂取すると血中のコレステロール値は2～4mg／dL上昇することが知られています（**表1**）。日本人の平均的な1日当たりのコレステロール摂取量は300mgほどあるため、血中コレステロール（LDLコレステロール）の高い人はコレステロール摂取量を減らすことで低下が期待できます。

最近、スタチン以外にもLDLコレステロールを低下させる薬が開発され、使用されています（エゼチミブ）。これは、腸管でのコレステロールの吸収を抑制する薬で

表1　食事からコレステロール100 mgを摂取したときの血中コレステロールへの影響

報告者	血中コレステロールの変化(mg/dL)
Hegsted et al. 1965	4.5
Keys et al. 1965	2.5
Keys 1984	2.5
Hegsted 1986	4.0
McNamara 1990	4.0
Hegsted et al.1993	2.2
Hopkins 1992	2.7
McNamara 1995	2.5
Clarke et al. 1997	2.5
Howell et al. 1997	2.2
McNamara 2000	2.2

（McNamara DJ. J Am Coll Nutr 2000; 19: 540s-548sより作図）

す。要するに、コレステロール摂取量を減らすことと同じ状態を、薬で作りだしているわけです。

●ここでも「因果の逆転」が

最近の疫学調査で、「コレステロール摂取量と血清コレステロール値は関連しない」と指摘する論文がありました。しかし、これは当たり前のことです。ＬＤＬコレステロール値の高い人が食事療法をして頑張っていれば、ここに「因果の逆転」（**１６２ページ参照**）が生じます。このような人は、「コレステロール摂取量が少ないのに、血中コレステロール値が高い」のではなくて、「血中コレステロール値が高いから、コレステロール摂取量を少なくしている」のです。

つまり、もともと血中コレステロール値が高くない人の多くは、通常量の脂肪やコレステロールを摂取しており、血中コレステロール値が高い人は、食事療法をして、脂肪やコレステロールの摂取量を減らしているわけです。そのため、「コレステロール摂取量が多い人＝血清コレステロール値が高い人」という明確な関連がみられないのは当然です。

●卵と血清総コレステロール値

筆者が若い頃に経験した実話を紹介します。筆者が診察した、ある歯科医の方は、血清中の総コレステロール値が３００㎎／

dLほどありました。食事内容を聞いてみると、卵を二つ使ったハムエッグが大好きで、毎朝食べているとのことでした。まず、それを止めてもらうと、血清中の総コレステロールは急速に低下しました。もう一人の患者さんは、長年、血清総コレステロール値が高かったのですが、食事内容を聞いても、原因がよくわかりませんでした。その10年後、私が勤務していた病院の待合にその患者さんが保健師さんと座っていたので、「お久しぶりです。どうされましたか」と声をかけました。その方は、急性心筋梗塞を起こし入院しましたが、先日、無事に退院されたとのことでした。保健師さんの説明では、「実はこの方、毎日家に帰るなり、ゆで卵三つ食べていたのです。若い先生（当時30代の私）に恥ずかしくて、聞かれても食べていないと言っていたのです」ということでした。この話は、スタチンが世に出る前のことです。

コレステロールを多く摂取すれば血中のコレステロール値は上昇します。少なくとも、LDLコレステロール値の高い人は、蛋白質の摂取不足にならないように注意しながら、コレステロールの多い食品は控えるようにするのがよいでしょう。

血中のLDLコレステロールは薬で下がります。しかし、高コレステロール血症の原因が明らかであれば、薬を飲む前にその原因を取り除くことが先決です。

Dr.うえしまの塩切りレクチャー

私たちのナトリウム摂取源（インターマップ研究）

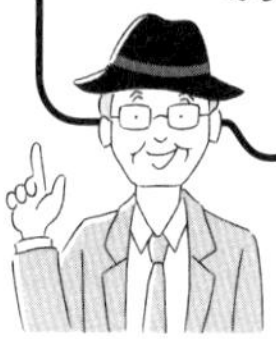

私たちはどのような食品や料理から塩分（ナトリウム）を摂取しているのでしょうか。これを調べることは簡単ではありません。個人の食生活について、詳細な栄養調査を行って、細かく塩分摂取量を計算しなければならないからです。

栄養と血圧に関する国際共同研究であるインターマップ研究では、１９９６～１９９９年にかけて、中国、日本、英国、米国の４ヵ国17集団、40～59歳の男女４６８０人に対して、４日間の栄養調査と８回の血圧測定、２回の24時間蓄尿が行われました。

その結果、英国ではナトリウムの95％が加工食品から摂取され、米国では71％でした。中国ではナトリウム摂取量の76％は家庭での調理の際に加えられたものでした。なお、現在では中国でも経済発展により加工食品からのナトリウム摂取量が増えていると考えられます。

私たちは、北海道、富山県、和歌山県の勤務者、さらに滋賀県在住の一般住民の協力を得てインターマップ研究に参加してもらいました。

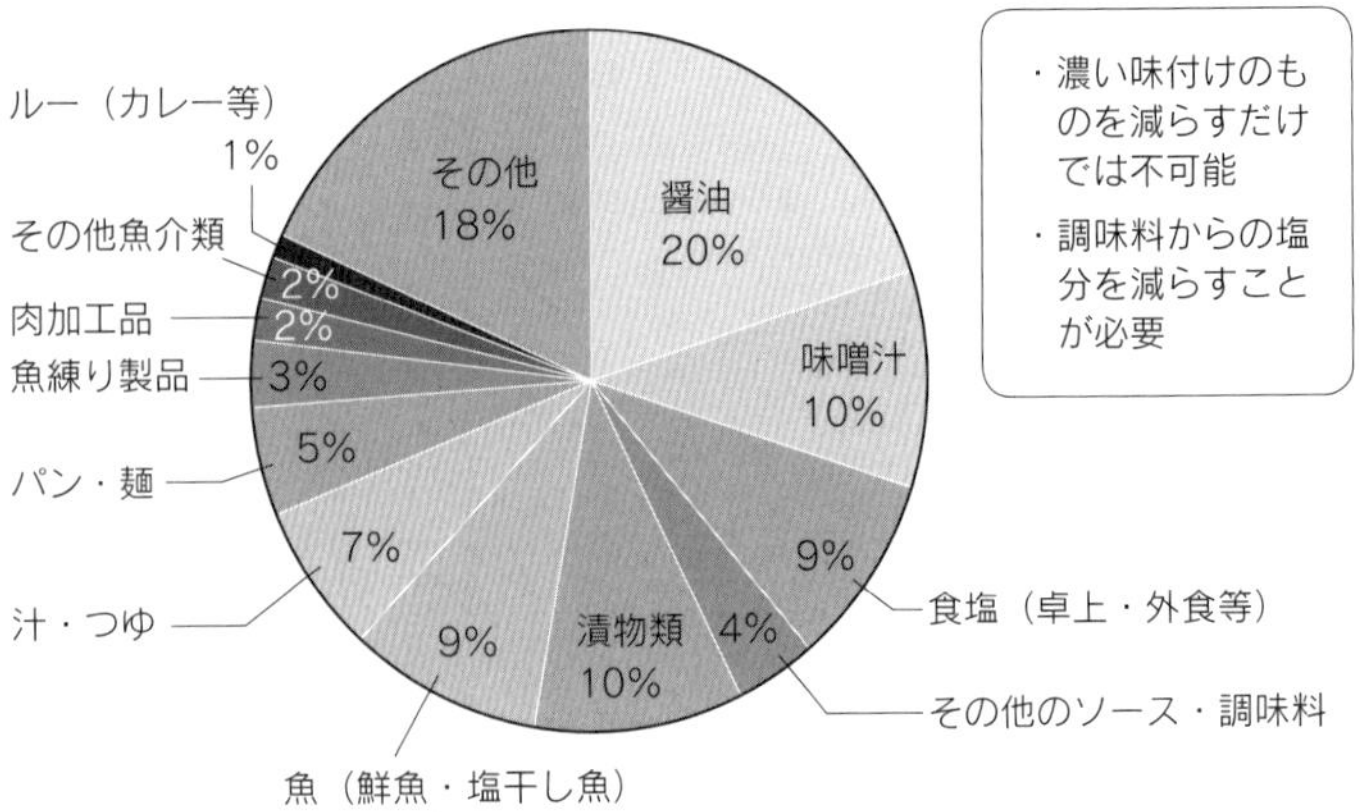

図１　私たちはどのような食品から塩分を摂取しているか

（Okuda N, et al. Eur J Nutr 2017; 56: 1269-1280. より作図）

その結果、日本人は１日のナトリウム摂取量の20％が醤油から、食塩（家庭または外食）からは９％、その他のソース・調味料からは４％となっていて、１日のナトリウム摂取量の約43％が調味料から摂取されていました。また、味噌汁と漬物からの摂取量はそれぞれ10％を占めていました（**図1**）。つまり、日本人が摂取しているナトリウムの50％以上は、調味料、味噌汁、漬物から摂取されているということになります。筆者が、塩分摂取量を減らすために、家庭での食事に塩分を含む調味料を原則として使用しなくなったのは、自分自身が調査したインターマップ研究の結果に基づくものです。

経済の発展に応じて、家庭で加工食品を食べる頻度が増えています。インターマップ研究から20年が経過し、日本でも加工食品からの塩分摂取量がさらに多くなっていると推測されます。

塩分の摂取量を少なくするためには、加工食品をできるだけ少なくすることと、塩分を含む調味料の家庭での使用を減らすことが重要です。漬物、味噌汁、塩干し魚などの、塩分を多く含む料理を控えることでしょう。結局これは、世界保健機関（WHO）が推進する減塩のための食事のあり方と同様です。

Dr・うえしまの
塩切りレクチャー

食塩抵抗性の人は減塩しても意味がない？

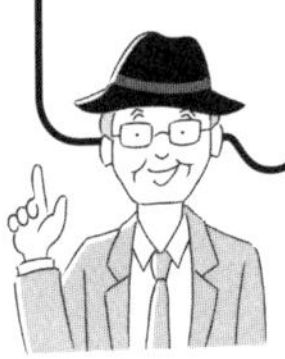

塩分の摂取量が増えると血圧は上がり、減ると下がりますが、その程度には個人差があります。つまり、塩分摂取量によく反応して血圧が上がりやすい人と、反応に乏しい人がいます。このことを最初に高血圧患者を対象とした実験で明らかにしたのは、川崎晃一先生です。川崎先生は、米国の高血圧患者が低塩食から高塩食にしたとき、血圧がどのように変化するか調べまし

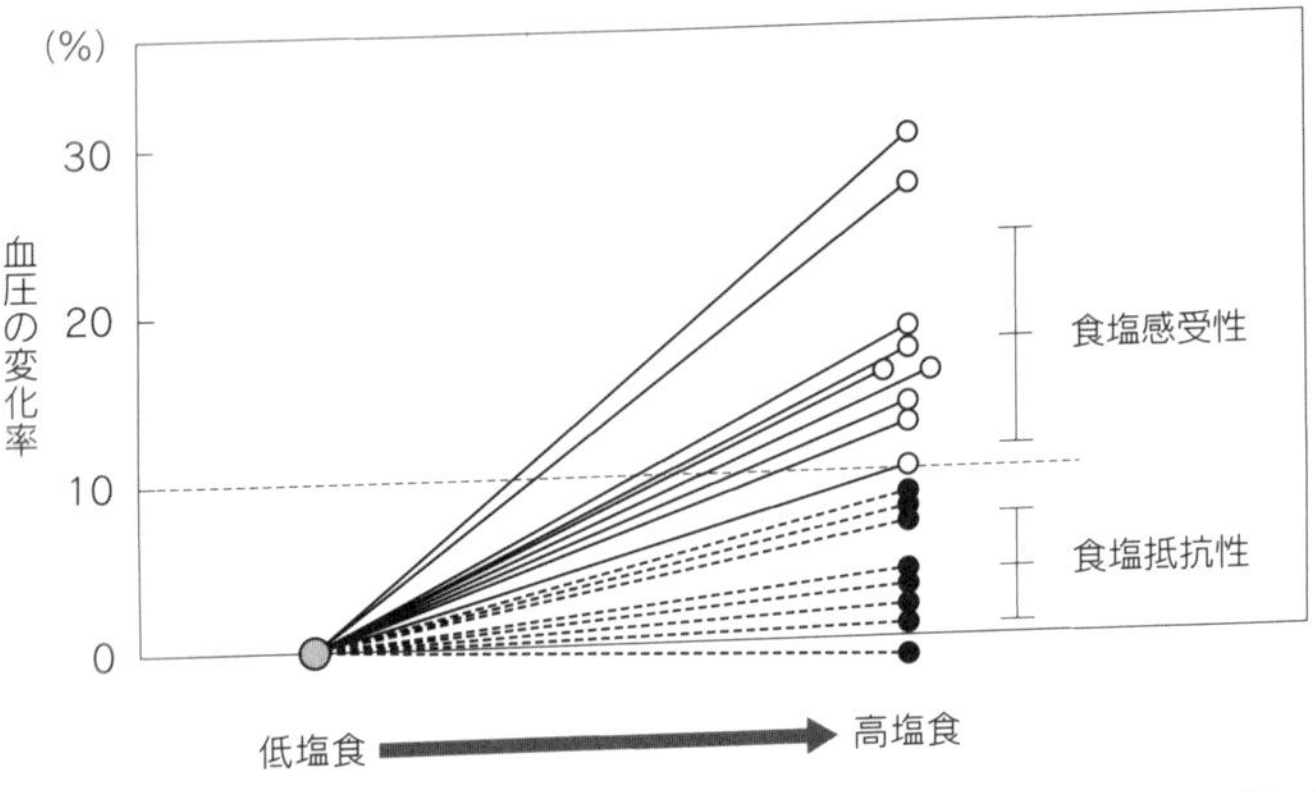

図 1　食塩感受性および食塩非感受性高血圧症患者が低塩食から高塩食にしたときの平均血圧変化率

（Kawasaki T, et al. Am J Med 1978; 64: 193-198. より作図）

た。そして、高食塩により平均血圧※が低食塩の時よりも10％高くなる人を食塩感受性あり（塩分に反応しやすい性質）とし、ならない人を食塩抵抗性（反応に乏しい性質）と定義しました（**図1**）。つまり、食塩感受性の人、食塩抵抗性の人といっても、それは血圧の上がり下がりの幅をある値によって便宜的に分けただけにすぎません。川崎先生の実験の対象は米国の高血圧患者でしたが、日本人の高血圧患者を対象にした成績でも、同様のことが観察されました。

●食塩抵抗性高血圧の人も減塩が大切です

一部の専門家による、「食塩抵抗性高血圧の人は減塩しても血圧に影響はない」という主張を目にすることがあります。本当に、食塩抵抗性の人は、減塩しても意味がないのでしょうか。答えは「否」です。食塩感受性の人でも食塩抵抗性の人でも、程度の差はあれ、塩分摂取量が増えると血圧は上昇し、減塩すると血圧は低下します。

遠い将来、食塩感受性の人と食塩抵抗性の人を簡単に区別できる検査法が開発されるかもしれませんが、現在のところは、簡単で信頼性がある検査は確立していません。しかも、塩分摂取量に対する反応性は、年齢や環境、生活習慣によって変化することもあります。

すでに述べたインターマップ研究やＤＡ

※拡張期血圧＋（脈圧［収縮期血圧－拡張期血圧］の3分の1）

SH試験から、塩分摂取量を1g減らすと、1㎜Hg程度の血圧低下が生じると考えられています。現在、日本人の成人の塩分摂取量は1日11g程度なので、世界保健機関（WHO）の目標とする1日5g未満を達成すると、摂取量は平均で6g減ることになり、収縮期血圧は6㎜Hg程度下がります。おそらく、食塩感受性の高血圧の人はさらに下がるでしょう。そして、脳卒中発症の危険度は平均20％近く低下することが期待できます。食塩感受性、食塩抵抗性に関わらず、日ごろから適正な塩分摂取量を維持することを心がけることが大切です。

Dr.うえしまの
塩切りレクチャー

家庭での塩分摂取量が多いと脳卒中や心臓病が多くなる

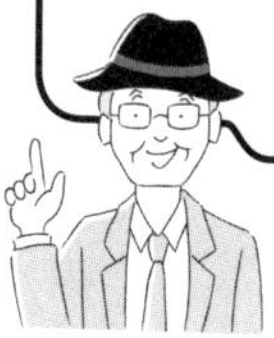

２０１９年に私たちが発表したコホート研究、ＮＩＰＰＯＮ ＤＡＴＡ 80では、家庭での塩分摂取量が多いと脳卒中や心筋梗塞にかかりやすいことを明らかにしました。

30～79歳の男女８７０２名を24年間追跡し、家庭での一人当たりの塩分摂取量が１０００kcal当たり２g多いと、脳卒中で死亡する危険度が12％、心筋梗塞が44％、脳卒中、心臓病などの循環器疾患が25％、総死亡が11％、それぞれ高いことを報告しました。ここでの家庭内の塩分摂取量は、いわゆる国民栄養調査の３日間の食事記録から計算したもので、24時間蓄尿検査による成績ではありませんが、家庭内での塩分摂取量も低いほうが安全であることを示したものと言えます。

図1は家庭内での一人当たりの塩分摂取量ごとに４群に分けて、もっとも低い摂取量の群の脳卒中死亡リスクを1として、塩分摂取量が多い群の脳卒中の危険度を示したものです。もっとも少ない群（１０００kcal当たり塩分５g未満）に対して、３番目の群（１０００kcal当たり塩分６g以上、

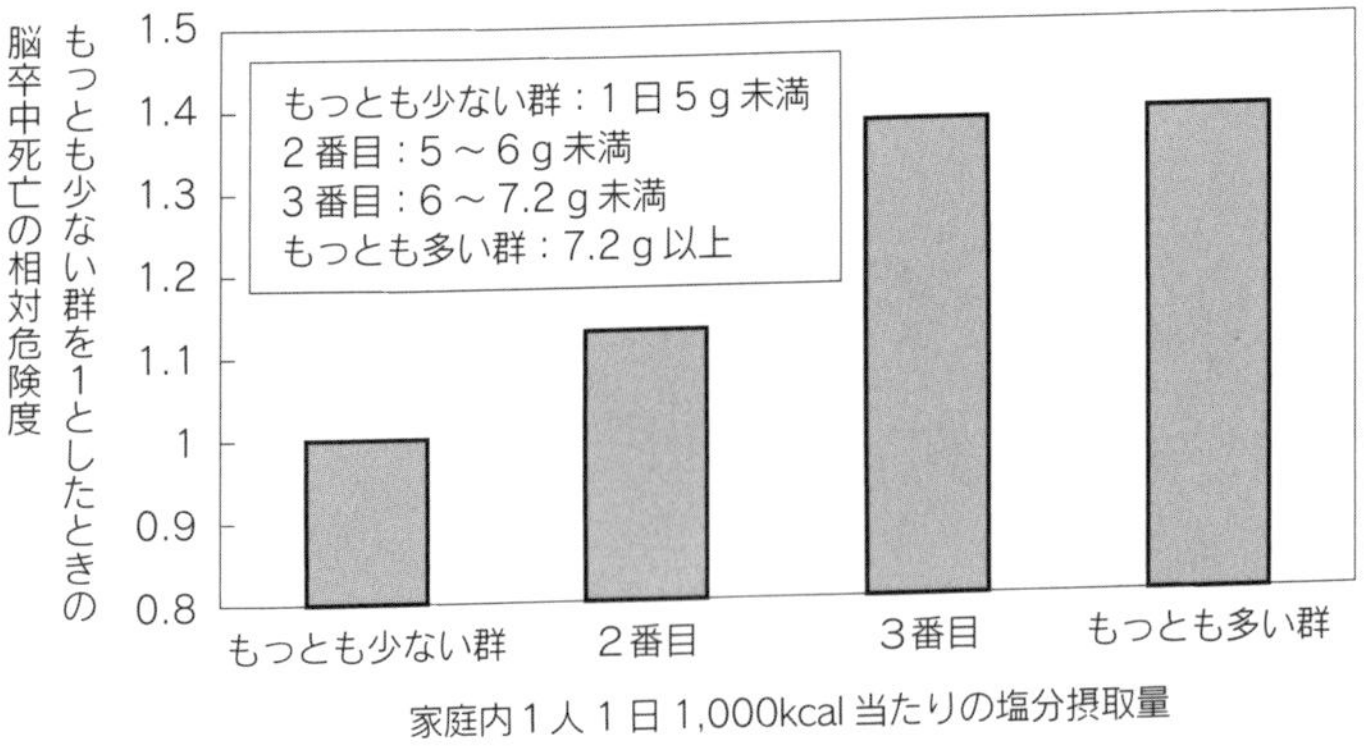

図1　家庭内1人1日1,000 kcal当たりの塩分摂取量と脳卒中死亡リスク

（Shima A, et al. Hypertens Res 2020; 43: 132-139. より作図）

7・2g未満）、もっとも多い群（1000kcal当たり塩分7・2g以上）ではそれぞれ、38％、39％高くなっていました。

この論文に対して、イギリスで減塩活動を精力的に行い（パンの塩分含有量を国民が気づかないように徐々に減らした話は有名です）、国民の塩分摂取量が減少し、循環器疾患が減ったことを報告したMcGregor教授から、「いい論文だ。日本人はうまく塩分を減らしたね。どんなことをしたのか」とメールが来ました。私は、「塩分摂取量が大きく減ったのは、冷蔵庫の普及が大きく貢献していると考えている」と回答しました。

今後、家庭内の塩分摂取量が少しでも減少することを願っています。

あとがき

塩（縁）切り料理を始めてから早いもので6年半が経過しました。正直、始めた時は長く続く自信はなかったのですが、今では、日常と化しています。当初、私ができる料理は、餃子、焼き飯、蕎麦、どんぶり、カレーライスくらいであったのですが、自立訓練と称する妻からの指導もあり、また、自分で塩（縁）切り料理を作ることが年々増えて、いまでは、多くの料理ができるようになりました。もっとも、食塩無添加料理は、〝調味〟をしないので簡単であり、男の料理としては最適だと思っています。自然の具材のおいしさを寄せ集めて、毎日おいしく楽しくよばれています。

ときどき、知り合いの方から「自分もやってみましたが、続きませんでした」という感想をお聞きすることがあります。《やらねば》という動機が強くなければ、また、そのための工夫の方法を知っていないと、「調味依存症」に負けてしまうのかもしれません。挫折した方はあきらめずに、もう一度この本の目次をみていただき、興味あるところや必要なところを読み返してもらえば、減塩生活を続けられるヒントが得られるかもしれません。

本書は、日本高血圧協会に投稿した「ドクター上島の食塩無添加日記」が下敷きとなっています。本書では料理写真は掲載されていませんが、ブログには日付とともに実際の料理写真が掲載されていますので、併せてご覧いただくことができます。

本の校正を進めていて、妻の「無塩裏話」の稿が意外と多いのに気づき、共著にしようかと思って妻に尋ねましたが、断られましたのでこのまま単著とすることにしました。

最後に、食塩無添加日記のブログを毎回ウェブ上への掲載の労を取っていただいた日本高血圧協会の井上雄平氏と、本書の完成に向けて多くの助言をいただいた編集者の芝﨑あずさ氏に厚く御礼申し上げます。

上島 弘嗣

巻末寄稿

案ずるより やれば易し

荒川 規矩男

「高血圧は病気ではなく現象に過ぎない」と学生時代（1953年卒）に教わった講義は僅か5分間で終わりました。しかし日本では脳卒中の原因として高血圧も考えられ始めていました。その高血圧の原因自体についてはは欧米で既に研究が進んでいて、中でも昇圧性のレ－ア系（レニン－アンジオテンシン系）が注目されていたので、私も参入しました。しかし研究を進めるに連れ、レ－ア系の裏に食塩の影が読めてきて、特に追究中のレ－ア系が、対局の低血圧で顕著な異常高値を呈していた事には吃驚仰天しました（今川ら、1998）。

レ－ア系は元々我々の先祖が3億年前に海から陸に上がった時以来、無塩環境下でも生存を可能にして来てくれた天賦の塩分保留装置なので、低血圧の人のレ－ア系は、野生動物同様に高値だったのです。この様に食塩摂取量が同じでも、血圧は人種や各自で異なる訳は、レ－ア系など食塩貯留性遺伝子の保留率が違うからです。何れにしても天意を無視した食塩摂取の後には、高血圧という天罰が待っています。

他方、薬が続々と開発されて降圧は容易になりました。しかし降圧薬は血圧を服用期間中だけは下げますが、原因を治す訳ではないので、咳止めや解熱薬などと同様の対症療法に過ぎないと悟り、私共は食塩以外の原因を志向して運動の効果とその機序を研究してきました。結果はそっくりWHO・ISHガイドライン1993に載り、翌年のアメリカ（JNC1994）を始め、忽ち世界中のガイドラインに広まったので、運動は今や減塩同様に世界の常識になりました。運動不足も高血圧の原因の一つと考えたから始めた研究でしたが、降圧効果は低レ－ア系（＝食塩過剰）の患者ほど大きい事（清永ら、1986）に端を発して、運動は食塩を排除してくれる事が分かり、運動不足は、食塩の補助役だと考え直しました。その脱塩機序は運動エネルギー（ATP）の燃え滓（アデノシン）が腎臓の食塩排泄を促進する新しい径路（アデノシン－ドパミン利尿系）による事も解りました（竹迫ら、2001）。降圧機序は他にも多岐に亙りますが、交感（イライラ）神経の鎮静作用は脱塩作用と共に重要な二大機序です。運動は降圧以外に、認知症や癌の予防効果など、多くの効能を齎す事も報告されています。

以上の様な認識を私は標語　①に減塩、②に運動、③に薬、に要約しました。

疫学（病気と生活習慣等の関連性を多数の人口を対象として実地で調べる研究）でも食塩原因説を支持する資料は山程あります。半世紀も前の日本でも食塩摂取量に応じた昇圧が観察されています（佐々木、1974）。人種では特に黒人に高血圧が多いのですが、同じ黒人でも彼らの先祖の地（アフリカ）に近い住民ほど血圧は低く、地元のアフリカでは高血圧は稀有なのです（Cooper 1999）。因みに人間と同じDNAを99％も共有しているほど人間と最もつながりの深いチンパンジーは勿論無塩生活で高血圧もありませんが、実験で食塩を段階的に負荷したり、減塩したりすると、それに連れて血圧も昇・降し、レーア系はその逆に動いています。面白いことにチンパンジーでも食塩量変更の直後暫くは拒食反応を起こして研究者を手古摺らせました（Denton ら、1995）。日本人の食塩保留性遺伝子の保有率は白人の2倍くらいです（勝谷ら、2003）が、我々と同じ蒙古系DNAのブラジルのヤノマミ族は無塩生活をしていて、高血圧も皆無と報告されています（Oliver ら、1975）。それを更に確証したのが上島教授も参加された国際疫学研究（INTERSALT 1988）で、世界32カ国、ヤノマミ族を含む1万98人が対象でした。厳密な分析の結果、食塩摂取量の少ない所ほど血圧は低く、加齢に伴う昇圧度も食塩摂取量に相関しているなど、食塩が高血圧の真犯人であることを見事に実地検証されました。これで食塩と高血圧の関係には終止符が打たれたと私は信じています。その後も時に異論を散見はしますが、それらは研究方法の欠陥による事を上島教授は科学的に指摘されてきました。

我々凡人は「無塩食」と聞いただけで、チンパンジーの拒食反応よろしく、「無塩は無縁」と即応し勝ちです。所が上島教授は食塩無添加食生活を奥様（主治医）と共同で、いとも簡単に成功され、その内容をブログに連載されて専門家たちも驚かされました。上島教授の「案ずるより、やれば易い」脱塩方法の秘訣は、是非とも日本人口の1／3を占める高血圧患者全員へも伝授して戴けたらと思っていた所、それを叶えて貰える運びに至りました。患者さんはもとより、国にも夢の変革を齎す契機になることを念じています。

略歴

荒川規矩男先生

1929年（昭和4年）鹿児島県で生誕し、九州大学医学部卒業（1953年）後、米国Cleveland ClinicのPage博士（アンジオテンシン発見者）のもとに留学されました。帰国後は九州大学循環器内科助教授に赴任されて、ヒトアンジオテンシンの単離に成功。1973年に福岡大学医学部の内科学教授に就任されてからは、運動の降圧効果を世界で初めて科学的に確証され、東洋人では初の国際高血圧学会会長や、国際高血圧学会ガイドライン委員なども務められるなど、日本を代表する高血圧研究の第一人者です。

《 塩切りレクチャーの参考文献 》

塩分摂取により血圧が上がる仕組み

1．川原克雅．NaCl輸送．日生誌 2005; 67: 325-332.
2．Guyton AC. Blood pressure control-special role of the kidneys and body fluids. *Science* 1991; 252: 1813-1816. PMID: 2063193
3．Dahl LK. Salt intake and salt need. *N Engl J Med* 1958; 258: 1152-1157. PMID: 13552935
4．Dahl LK. Salt and hypertension. *Am J Clin Nutr* 1972; 25: 231-244. PMID: 5009786
5．Shirreffs SM, Maughan RJ. Whole body sweat collection in humans: an improved method with preliminary data on electrolyte content. *J Appl Physiol*（1985）1997; 82: 336-341. PMID: 9029235
6．Baker LB. Sweating rate and sweat sodium concentration in athletes: A Review of Methodology and Intra/Interindividual Variability. *Sports Med* 2017; 47: 111-128. PMID: 28332116
7．WHO. Salt reduction. https://www.who.int/news-room/fact-sheets/detail/salt-reduction [2019年11月25日アクセス]

24時間蓄尿検査と尿中ナトリウム／カリウム比

1．Intersalt Cooperative Research Group. Intersalt: an international study of electrolyte excretion and blood pressure. Results for 24 hour urinary sodium and potassium excretion. *BMJ* 1988; 297: 319-328. PMID: 3416162
2．川原克雅．NaCl輸送．日生誌 2005; 67: 325-332.
3．Iwahori T, Miura K, Ueshima H. Time to consider use of the sodium-to-potassium ratio for practical sodium reduction and potassium increase. Nutrients 2017; 9: 700.

塩分を摂取しないアマゾンの部族は高血圧にならない　～ヤノマミ族の人々～

1．Oliver WJ, Cohen EL, Neel JV. Blood pressure, sodium intake, and sodium related hormones in the Yanomamo Indians, a "no-salt" culture. *Circulation* 1975; 52: 146-151. PMID: 1132118
2．Carvalho JJ, Baruzzi RG, Howard PF, et al. Blood pressure in four remote populations in the INTERSALT Study. *Hypertension* 1989; 14: 238-246. PMID: 2767757
3．Intersalt Cooperative Research Group. Intersalt: an international study of electrolyte excretion and blood pressure. Results for 24 hour urinary sodium and potassium excretion. *BMJ* 1988; 297: 319-328. PMID: 3416162
4．Mancilha-Carvalho JJ, de Oliveira R, Esposito RJ. Blood pressure and electrolyte excretion in the Yanomamo Indians, an isolated population. *J Hum Hypertens* 1989; 3: 309-314. PMID: 2810327
5．The INTERSALT Co-operative Research Group. Appendix tables. Centre-specific results by age and sex. *J Hum Hypertens* 1989; 3: 331-407. PMID: 2810329

インターソルト研究（INTERSALT study）

1．Intersalt Cooperative Research Group. Intersalt: an international study of electrolyte excretion and blood pressure. Results for 24 hour urinary sodium and potassium excretion. *BMJ* 1988; 297: 319-328. PMID: 3416162
2．Stamler J, Rose G, Stamler R, et al. INTERSALT study findings. Public health and medical care implications. *Hypertension* 1989; 14: 570-577. PMID: 2807518
3．Carvalho JJ, Baruzzi RG, Howard PF, et al. Blood pressure in four remote populations in the INTERSALT Study. *Hypertension* 1989; 14: 238-246. PMID: 2767757

血圧が低い人は循環器疾患による死亡危険度が低い

1．Okayama A, Kadowaki T, Okamura T, et al. NIPPON DATA80 Research Group. Age-specific effects of systolic and diastolic blood pressures on mortality due to cardiovascular diseases among Japanese men（NIPPON DATA80）. *J Hypertens* 2006; 24: 459-462. PMID: 16467648
2．Ueshima H. Explanation for the Japanese paradox: prevention of increase in coronary heart disease and reduction in stroke. *J Atheroscler Thromb* 2007; 14: 278-286. PMID: 18174657
3．Ueshima H, Sekikawa A, Miura K, et al. Cardiovascular disease and risk factors in Asia: a selected review. *Circulation* 2008; 118: 2702-2709. PMID: 19106393
4．Harada A, Ueshima H, Kinoshita Y, et al. Japan Arteriosclerosis Longitudinal Study Group. Absolute risk score for stroke, myocardial infarction, and all cardiovascular disease: Japan Arteriosclerosis Longitudinal Study. *Hypertens Res* 2019; 42: 567-579. PMID: 30760890
5．上島弘嗣．日本人の血圧と循環器疾患．高血圧診療のすべて．日本医師会雑誌 2013; 142 特別号: S36-S39.
6．上島弘嗣．わが国の循環器疾患とその危険因子の動向．上島弘嗣．NIPPON DATA から みた循環器疾患のエビデンス．日本医事新報社 2008: 3-13.

果物・野菜が中心の低脂肪食による降圧効果～ Kempner食とDASH食～

1．Klemmer P, Grim CE, Luft FC. Who and what drove Walter Kempner? The rice diet revisited. *Hypertension* 2014; 64: 684-688. PMID: 25001270
2．Sacks FM, Svetkey LP, Vollmer WM, et al. DASH-Sodium Collaborative Research Group. Effects on blood pressure of reduced dietary sodium and the Dietary Approaches to Stop Hypertension（DASH）diet. DASH-Sodium Collaborative Research Group. *N Engl J Med* 2001; 344: 3-10. PMID: 11136953

生野菜をたくさん食べる人は血圧が低い（インターマップ研究）

1．Stamler J, Elliott P, Dennis B, et al. INTERMAP Research Group. INTERMAP: background, aims, design, methods, and descriptive statistics（nondietary）. *J Hum Hypertens* 2003; 17: 591-608. PMID: 13679950
2．Chan Q, Stamler J, Brown IJ, et al. INTERMAP Research Group. Relation of raw and cooked vegetable consumption to blood pressure: the INTERMAP Study. *J Hum Hypertens* 2014; 28: 353-359. PMID: 24257514

野菜や果物をたくさん食べる人は循環器疾患になりにくい
〜ただし、塩分は抑えめに〜

1．Takachi R, Inoue M, Ishihara J, et al. JPHC Study Group. Fruit and vegetable intake and risk of total cancer and cardiovascular disease: Japan Public Health Center-Based Prospective Study. *Am J Epidemiol* 2008; 167: 59-70. PMID: 17928402
2．Oude Griep LM, Stamler J, Chan Q, et al. INTERMAP Research Group. Association of raw fruit and fruit juice consumption with blood pressure: the INTERMAP Study. *Am J Clin Nutr* 2013; 97: 1083-1091. PMID: 23553162
3．Okuda N, Miura K, Okayama A, et al. NIPPON DATA80 Research Group. Fruit and vegetable intake and mortality from cardiovascular disease in Japan: a 24-year follow-up of the NIPPON DATA80 Study. *Eur J Clin Nutr* 2015; 69: 482-488. PMID: 25585600
4．Kondo K, Miura K, Tanaka-Mizuno S, et al. NIPPON DATA80 Research Group. Cardiovascular risk assessment chart by dietary factors in Japan - NIPPON DATA80. *Circ J* 2019; 83: 1254-1260. PMID: 31006729

悪者ではなかった！　レニン・アンジオテンシン系の真実

1．荒川規矩男．*Pharma Medica* 2005; 23: 5-7.
2．Oliver WJ, Cohen EL, Neel JV. Blood pressure, sodium intake, and sodium related hormones in the Yanomamo Indians, a "no-salt" culture. *Circulation* 1975; 52: 146-151. PMID: 1132118
3．Carvalho JJ, Baruzzi RG, Howard PF, et al. Blood pressure in four remote populations in the INTERSALT Study. *Hypertension* 1989; 14: 238-246. PMID: 2767757
4．浦野明央．海に生きる動物たち（全12回）：第4回魚は水を飲む．Web Tokai. https://www.press.tokai.ac.jp/webtokai/uminiikiru4.pdf [2019年8月10日アクセス]

禁酒すると死亡危険度が上がる!?　〜疫学研究における「因果の逆転」〜

1．上島弘嗣．臨床試験を理解するうえで不可欠な臨床家のminimum requirement：因果の逆転を学ぶ－お酒をやめると早死にする？ *Heart View* 2011; 15: 74-77.

舌が塩味を感じる仕組み

1．Bachmanov AA, Bosak NP, Lin C, et al. Genetics of taste receptors. *Curr Pharm Des* 2014; 20: 2669-2683. PMID: 23886383
2．岩槻健，中嶋ちえみ．多臓器に存在する味覚受容体．*Clin Calcium* 2018; 28: 992-997. PMID: 29950553
3．Oka Y, Butnaru M, von Buchholtz L, et al. High salt recruits aversive taste pathways. *Nature* 2013; 494: 472-475. PMID: 23407495

濃いラーメンほどおいしい？　～人はなぜ濃い塩味を好むのか～

1．荒川規矩男. *Pharma Medica* 2005; 23: 5-7.
2．Nogueiras R, Romero-Picó A, Vazquez MJ, et al. The opioid system and food intake: homeostatic and hedonic mechanisms. *Obes Facts* 2012; 5: 196-207. PMID: 22647302
3．Saper CB, Chou TC, Elmquist JK. The need to feed: homeostatic and hedonic control of eating. *Neuron* 2002; 36: 199-211. PMID: 12383777

循環器疾患に対する喫煙の影響　～禁煙すれば危険性は速やかに低下～

1．Ueshima H, Choudhury SR, Okayama A, et al. Cigarette smoking as a risk factor for stroke death in Japan: NIPPON DATA80. *Stroke* 2004; 35: 1836-1841. PMID: 15166389

塩分摂取量が多い人は太りやすい!?　～塩分摂取量と肥満の関係～

1．Zhou L, Stamler J, Chan Q, et al. INTERMAP Research Group. Salt intake and prevalence of overweight/obesity in Japan, China, the United Kingdom, and the United States: the INTERMAP Study. *Am J Clin Nutr* 2019; 110: 34-40. PMID: 31111867

魚介類の脂質は動脈硬化予防に効果的

1．Ueshima H, Iida M, Shimamoto T, et al. Dietary intake and serum total cholesterol level: their relationship to different lifestyles in several Japanese populations. *Circulation* 1982; 66: 519-526. PMID: 7094263
2．Ueshima H. Explanation for the Japanese paradox: prevention of increase in coronary heart disease and reduction in stroke. *J Atheroscler Thromb* 2007; 14: 278-286. PMID: 18174657
3．Ueshima H, Sekikawa A, Miura K, et al. Cardiovascular disease and risk factors in Asia: a selected review. *Circulation* 2008; 118: 2702-2709. PMID: 19106393
4．Sekikawa A, Curb JD, Ueshima H, et al. ERA JUMP（Electron-Beam Tomography, Risk Factor Assessment Among Japanese and U.S. Men in the Post-World War II Birth Cohort）Study Group. Marine-derived n-3 fatty acids and atherosclerosis in Japanese, Japanese-American, and white men: a cross-sectional study. *J Am Coll Cardiol* 2008; 52: 417-424. PMID: 18672160
5．Innes JK, Calder PC. The differential effects of eicosapentaenoic acid and docosahexaenoic acid on cardiometabolic risk factors: a systematic review. *Int J Mol Sci* 2018; 19: 532. PMID: 29425187

塩分の摂り過ぎを「なかったこと」にはできない!?
～カリウムの降圧効果と塩分摂取量～

1．Stamler J, Chan Q, Daviglus ML, et al. INTERMAP Research Group. Relation of dietary sodium（salt）to blood pressure and its possible modulation by other dietary factors: The INTERMAP Study. *Hypertension* 2018; 71: 631-637. PMID: 29507099

コレステロール摂取量の上限撤廃の問題　～薬を飲む前に食事を見直そう!～

1．上島弘嗣．コレステロール摂取量の上限撤廃の誤り．動脈硬化予防 2016; 15: 5-12.
2．DeSalvo KB, Olson R, Casavale KO. Dietary Guidelines for Americans. *JAMA* 2016; 315: 457-458. PMID: 26746707
3．Ueshima H, Iida M, Shimamoto T, et al. Dietary intake and serum total cholesterol level: their relationship to different lifestyles in several Japanese populations. *Circulation* 1982; 66: 519-526. PMID: 7094263
4．Nakamura Y, Okamura T, Tamaki S, et al. NIPPON DATA80 Research Group. Egg consumption, serum cholesterol, and cause-specific and all-cause mortality: the National Integrated Project for Prospective Observation of Non-communicable Disease and Its Trends in the Aged, 1980 (NIPPON DATA80). *Am J Clin Nutr* 2004; 80: 58-63. PMID: 15213028
5．McNamara DJ. The impact of egg limitations on coronary heart disease risk: do the numbers add up? *J Am Coll Nutr* 2000; 19 Suppl: 540S-548S. PMID: 11023005

私たちのナトリウム摂取源（インターマップ研究）

1．Stamler J, Elliott P, Dennis B, et al. INTERMAP Research Group. INTERMAP: background, aims, design, methods, and descriptive statistics (nondietary). *J Hum Hypertens* 2003; 17: 591-608. PMID: 13679950
2．Okuda N, Okayama A, Miura K, et al. Food sources of dietary sodium in the Japanese adult population: the international study of macro-/micronutrients and blood pressure (INTERMAP). *Eur J Nutr* 2017; 56: 1269-1280. PMID: 26903049

食塩抵抗性の人は減塩しても意味がない？

1．Kawasaki T, Delea CS, Bartter FC, et al. The effect of high-sodium and low-sodium intakes on blood pressure and other related variables in human subjects with idiopathic hypertension. *Am J Med* 1978; 64: 193-198. PMID: 629267
2．川崎晃一．食塩と健康：高血圧との関わり．生物と科学 1999; 37: 196-201.
3．Elijovich F, Weinberger MH, Anderson CA, et al. American Heart Association Professional and Public Education Committee of the Council on Hypertension; Council on Functional Genomics and Translational Biology; and Stroke Council. Salt Sensitivity of Blood Pressure: A Scientific Statement From the American Heart Association. *Hypertension* 2016; 68: e7-e46. PMID: 27443572

家族での塩分摂取量が多いと脳卒中や心臓病が多くなる

1．Shima A, Miyamatsu N, Miura K, et al. NIPPON DATA80 Research Group. Relationship of household salt intake level with long-term all-cause and cardiovascular disease mortality in Japan: NIPPON DATA80. *Hypertens Res* 2020; 43: 132-139. PMID: 31748704
2．He FJ, Pombo-Rodrigues S, Macgregor GA. Salt reduction in England from 2003 to 2011: its relationship to blood pressure, stroke and ischaemic heart disease mortality. *BMJ Open* 2014; 4: e004549. PMID: 24732242

著者略歴

上島 弘嗣（うえしま ひろつぐ）

滋賀医科大学名誉教授
滋賀医科大学アジア疫学研究センター特任教授

金沢大学医学部卒（1971年）。医学博士（大阪大学）。大阪府立成人病センター集団検診第一部、大阪大学医学部（助手）、国立循環器病センター集団検診部（医長）、滋賀医科大学（教授）を経て、2009年より現職。日本公衆衛生学会（理事）、国際心臓連合・疫学予防部門運営委員、日本高血圧学会（理事）、日本循環器管理研究協議会（理事長）、日本アルコール・薬物医学会（理事）等を歴任。研究テーマは、循環器疾患の予防を中心とした疫学研究、生活習慣の改善効果に関する介入研究、動脈硬化症に関する国際比較疫学研究（ERA-JUMP）、大規模共同研究（INTERMAP、JALS、APCSC、ACCESS、エビデンス班、NIPPON DATA班）など。

受賞歴は、日本心臓財団予防賞、日本疫学会功労賞、日本医師会医学賞、日本高血圧学会賞、井村臨床研究賞、日本動脈硬化学会大島賞、保健文化賞、日本高血圧学会栄誉賞など。

ドクターうえしまの塩《えん》切《き》り奮闘記《ふんとうき》

循環器疫学の専門家が実践する究極の食塩無添加生活

2021年2月16日発行

著　者　上島　弘嗣
発行者　須永　光美
発行所　ライフサイエンス出版株式会社
〒105-0014　東京都港区芝3-5-2
TEL. 03-6275-1522　FAX. 03-6275-1527
http://lifescience.co.jp/

印刷所　三報社印刷株式会社
デザイン　株式会社メルシング　岸　博久
イラスト　日江井　香

Printed in Japan
ISBN 978-4-89775-420-8 C0047